KB117962

나를
치유하는 동작

나를 치유하는 동작

한지영 지음

몸과 마음을
아우르는
호흡,
자세,
움직임

아우름

차례

여는 글

마음을 보듬는 움직임, '동작치유'로 초대합니다 … 7

1부 동작치유의 원리

- 몸이 알고 있는 비밀 … 13
- 왜 움직임인가 … 20
- 몸과 마음의 연동: 상상 그 이상 … 27

2부 이것이 몸이다

- 내 몸 곳곳의 다른 목소리 … 39
- 달의 뒤편을 본 적 있는가: 몸의 뒤쪽 … 48
- 내가 사는 집: 신체상 … 61

3부 몸으로 돌아가는 여행

- 여행의 시작: 호흡 … 71
- 경계에서 나를 외치다: 스킨십 … 85
- 거울 동작: 왼쪽 몸의 재능을 찾아서 … 96
- 언제 어디서나 움직임 명상 … 105
- 나를 살리는 춤, 춤, 춤 … 112

4부 관계를 풍요롭게 하는 힐링 모션

- 등의 대화: 부부 치유의 새로운 방식 ⋯ 129
- 밤의 핸드워크: 가족과 연인에게 ⋯ 144
- 몸으로 경험하는 리더십 ⋯ 152
- 무의식의 탐색: 오센틱 무브먼트 ⋯ 163

5부 움직임으로 위기 상황을 극복하자

- 슬픔과 우울에서 벗어나기 ⋯ 179
- 흡연에서 벗어나기 ⋯ 190
- 섭식 장애 극복하기 ⋯ 196
- 관계 스트레스 이겨내기 ⋯ 211
- 가상현실 시대와 우리의 몸 ⋯ 222
- 자가 치유력, 면역력 높이기 ⋯ 229

부록
무용동작심리치료의 탄생 ⋯ 236

마음을 보듬는 움직임, '동작치유'로 초대합니다

　　세계에서 자살률이 가장 높은 도시 서울. 이곳에서 극도의 스트레스에 시달리는 사람들과 함께 살고 있는 저는 동작치유 전문가입니다. 현대무용과 발레에서부터 스윙, 힙합, 아프리카 댄스, 탭댄스, 인도 여신의 몸짓까지 다양한 춤과 동작이 제 몸을 통해 되살아났고, 동시에 그 동작들은 제 몸을 되살려냈습니다. 심리학과 사회학을 공부하며 머리로만 세상을 파악해온 저에게 춤은 몸으로 체험하는 또다른 세상을 열어주었습니다.

　　2005년부터 지금까지 동작치유를 통해 각계각층의 다양한 사람들과 만났습니다. 탈북 청소년, 탈성매매 여성, 희소병 어린이, 다문화 가족, 사별 노인 등 소외받고 괴로워하는 이들부터 공무원, 방송

사 PD, 국회의원, 공군 장교, 또 좀더 나은 현재와 미래를 고민하는 대학생과 회사원, CEO 들까지…… 불화와 갈등의 현장에 불려가기도 했습니다. 노사분규 현장, 개발을 둘러싼 갈등으로 몸살을 겪는 지역사회, 왕따 사건으로 떠들썩한 중학교, 오랜 시간 대화가 단절된 가정…… 그들과 함께했던 소통과 치유의 수업이 생각납니다. 말과 대립을 잠시 한쪽에 내려두고 호흡과 몸짓으로 몸을 점검하고, 리듬이 담긴 동작언어로 마음을 나누면서 새로운 접속을 이루어냈던 감동적인 순간들이었습니다.

우리가 사용하는 언어와 몸짓, 즉 음성언어와 신체언어를 아울러 사람들 간의 소통 방식을 개선하고 새롭게 일깨우는 것, 이것이 제 궁극적인 목표입니다. 바로 '상생 커뮤니케이터'가 되는 것이지요. 가깝게는 가정과 직장, 크게는 기업 간, 국가 간의 소통에서 양쪽 모두가 행복해지는 길을 찾아주고 싶습니다.

초대합니다. 자신의 존재가 춤과 몸짓으로 피어나, 구글의 명상가 차드 멍 탄Chade-Meng Tan이 이야기한 '무無에너지의 기쁨'을 느끼며 자신을 있는 그대로 온전히 받아들이게 되는 경이로운 경험으로. 내면으로부터 솟아나는 자신만의 몸짓을 통해 몸과 무의식이 함께 깨어나는 각성의 순간으로…… 타인이나 외부의 요구에 의해서가 아닌, 자의로 자기 몸 안에 난 길을 따라 아름답고 유려한 방식으로 몸을 움직이다보면, 아픈 몸은 제자리를 찾고 호흡은 새롭게 시작되고 억압되었던 감정들은 차례로 해방됩니다. 이것이 동작치유의 원리입니다.

　부디 이 책을 들어 아무 페이지나 펼쳐보세요. 사는 게 힘들고, 걱정으로 몸이 무겁고, 우울할 때, 눈길과 손길이 닿는 대로 책을 펼쳐 그대로 호흡하듯 읽어내려가면 좋겠습니다. 그리고 거기서 위로를 받았으면 좋겠습니다. 이 책을 읽는 시간이 몸과 마음을 치유하는 시간, 막막할 때마다 새로운 힘을 불어넣어주는 그런 시간이 되었으면 합니다. 그리고 이 책을 통해 몸이 닿지 않는 곳에 있는 당신과 내가 공감을 나눌 수 있게 되기를 바랍니다.

　마지막으로, 동작치유를 공부하는 여정에서 만난 많은 분께 감사드립니다. 여성의 몸에 대해 가르쳐주시고 문화인류학과 사회학의 기반을 닦게 해주신 조한혜정 교수님과 김현미 교수님, 열과 성을 다해서 무용동작치료에 대해 가르쳐주신 김나영 교수님, 이야기심리학과 긍정심리학에 대한 새로운 식견을 갖게 해주신 정석환 교수님께 감사드립니다. 무엇보다 큰딸이 새로운 일을 할 때마다, 두 번 묻지 않으시고 물심양면으로 도와주고 응원해주신 부모님께 깊은 사랑의 마음을 전합니다.

2015년 8월
동작치유 전문가
한지영

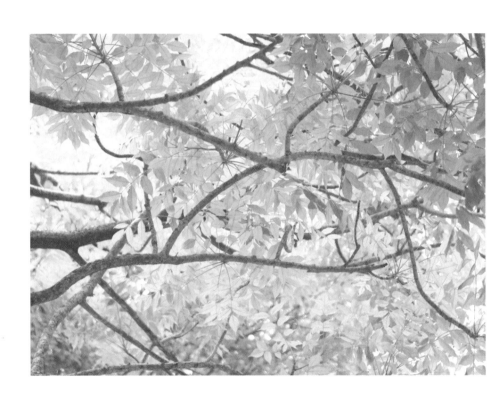

1부

동작치유의 원리

몸이 알고 있는 비밀

아플 자격

우리는 충분히 아플 자격이 있다. 우리가 일상적으로 느끼는 스트레스와 상실감은 사실 인간이 감내할 수 있는 일정 수준을 넘어섰다. 이 시대를 사는 도시인들은 어느덧 성공하기 위해 움직이는 것이 아니라, 낙오되거나 도태되지 않기 위해 아등바등 안간힘을 쓰고 있다. 아프지 않고 견디는 사람들이 되레 신기할 지경이다. 어쩌면 아프다는 사실조차 자각하지 못한 채 살고 있는지도 모르겠다.

"나는 왜 아픈 걸까?"

그동안 스스로에게 이렇게 물었다면 이제 질문을 바꿔보자.

"나는 어떤 순간에, 어떻게, 얼마나 아픈가?"

누구나 제대로 앓아야 할 권리와 의무가 있다. 그 단계를 충실히 밟아야만 다음 단계의 질문과 만날 수 있다.

"나는 어떻게 해야 행복한가?" "내가 누릴 수 있는 생의 기쁨을 실제로 얼마나 느끼고 있는가?"

현실의 행불행을 매개하는 것은 다름 아닌 우리의 '몸'이다. 몸의 영역에는 거짓이 없다. '행복해 보여야 한다'는 강박도, '행복하다'는 가짜 믿음도 들어설 자리가 없다. 현대의 긍정심리학은 이제 긍정적 정서와 부정적 정서 사이 균형이 중요함을 이야기하기 시작했으며, 전 세계적으로 행복과 같은 긍정적 정서 그 자체가 가지는 효익에 대한 논문들이 쏟아지고 있다. 여기서의 행복은 파티 같은 일회적인 이벤트가 아니라 일상 속의 호흡 같은 것이다. 우리가 태어난 이유를 찾아가는 여정에서 이미 가지고 있는 자원들과 가능성의 씨앗에 충분히 빛을 쪼이고 관심을 기울일 때 우리는 비로소 행복해진다. 그런데 '행복'이 단지 전시용이나 자기 위안용이 되지 않으려면, 머리가 아닌 온몸을 통해 마음으로 생생하게 경험해야 한다.

이제 이 책을 통해 우리의 몸을 깨우고, 몸으로 회귀하는 짧은 여행을 떠나보자. 긴 인생에서 가족이나 애인보다도 더 가까운 곳에서 나를 이끌고 감당해줄 진정한 의미의 동반자는 바로 우리의 몸이다. 그렇기에 아무리 삶이 각박하고 정신없이 바쁘다 해도, '몸으로 떠나는 여행'은 그 어떤 일보다도 시급하고 중요하다. 더불어 자신의 '생生'과

'존재'의 진면목을 목격하고, 그 감동을 남김없이 느끼고 싶다면 당장 '몸으로 떠나는 여행'을 시작해보자.

나와 몸

　이 책에서는 의도적으로 '나'와 '내 몸'을 분리해서 지칭하려 한다. 그래서 내가 몸을 돌보지 않았다거나, 내가 몸의 신호를 무시했다거나, 몸이 나를 위해 어떤 고급 정보를 제공했다거나 하는 표현이 빈번하게 등장할 것이다. 물론 나와 내 몸은 하나다. 여기서 '나'와 '몸'의 분리는 실제 몸으로부터의 기계적인 분리를 의미하는 것이 아니다. 몸을 둘러싼 사건들을 해설하고 몸과의 재연결 및 화해를 시도하기 위해 필요한 단계이자 수단이다.

　우리는 아주 오랫동안 몸을 외면하고 소외했으며 때로는 당연하다는 듯 혹사해왔다. 몸이 나의 것이고 나에게 속해 있다고 믿어, 배려하고 이해하는 데는 소홀했다. 그러니 이제는 내가 아끼는 그 누군가를 바라보듯 내 몸을 한번 바라보자. 거리를 두고 나의 몸, 몸의 욕구, 몸의 발화를 아름다운 시선으로 공들여 바라보자. 그리고 응당 바쳤어야 할 감사의 인사를 내 몸에 보내자. 우리는 스스로 몸을 돌보는 법을 익혀야 한다. 마치 타인을 보듯 몸을 자신으로부터 잠시나마 떼어놓고 바라보는 연습이 필요하다. 그 과정이 제대로 이루어져야만 자기 자신에 대한 성찰과 명상을 할 수 있고, 엉망진창으로 엉켜 있는 자신으로부터 벗어나 진정한 자아와 통합을 이루는 일도 비로소 가능해진다.

몸은 당신보다 더 많은 것을 기억한다

세상에 태어나기 전 일들을 기억할 수 있을까? 양수 안을 떠다닐 때 들었던 바깥세상의 소리, 엄마의 호흡과 심장박동 리듬, 갑작스러운 충격…… 우리는 분명하게 대답할 수 없다. 하지만 우리 몸은 당연하게도 이 모든 것을 고스란히 기억하고 있다.

거대한 신경세포망으로 이루어진 우리의 몸은 순간순간의 생생한 자극을 받아들여 세포와 신경, 호르몬 등에 저장해둔다. 첫 걸음마의 순간 기우뚱 흔들렸다가 이내 다시 찾은 균형감, 미끄럼틀을 내려오며 맞은 시원한 바람의 촉감, 달려드는 차를 보고 엄마가 보인 표정과 반응에 동기화된 공포, 사랑으로 온몸이 채워지며 느꼈던 행복함과 따뜻함, 특정한 상황에서 느꼈던 모욕감과 분노, 누군가에게 맞았을 때 혹은 안겼을 때 피부로 느낀 감각 등…… 몸은 우리가 해온 모든 경험들을 어떤 형태로든 저장해 기억하고 있다. 안타깝게도 우리 마음대로 그 기억을 인출할 수는 없지만 말이다.

현재의 '나'는 '몸 기억'으로 이루어진 결정체다. 자세, 체형, 호흡의 방식과 리듬, 걷거나 뛰는 방법, 화를 내거나 웃을 때의 표정, 놀랐을 때의 반응, 휴식을 취할 때 특정 장소의 선호 등은 모두 몸이 저장하고 있는 경험의 소산이다. 몸 기억은 근육과 장기, 관절, 신경 등에 새겨져 있다가 습관의 형태로 나타나고, 위급한 상황이나 외부 자극에 맞닥뜨렸을 때 몸의 주인을 보호하기 위해 급하게 소환되기도 한다.

의식이 거대한 무의식의 일부에 불과한 것처럼, 몸도 우리의 생각보다 훨씬 더 큰 기억의 창고를 가지고 있다. 무의식이 그 깊이를 알 수 없듯, 몸 또한 끝없는 지혜의 원천일지 모른다.

몸이 알고 있는 비밀

그렇다면 우리의 몸이 쌓은 정보와 지혜는 무엇일까? 몸은 건강을 유지하기 위한 정보를 바탕으로 우리에게 끊임없이 신호를 보낸다. 컨디션이 좋지 않을 때는 회복을 위해 증상을 나타내고, 건강에 위협이 되는 요소를 발견하면 적신호를 보내기도 한다. 몸의 부조화를 다스려 평형을 되찾는 방법, 최적의 호흡이나 이완, 휴식을 통해 스스로 면역력을 높이는 방법도 알고 있다.

또 몸은 상황에 따라 스스로 통제하거나 움직인다. 업무 능력을 높이고 자신의 재능과 자원을 적재적소에 쓰도록 집중하고, 위험인물이나 위험 상황이 다가오면 긴장한다. 몸은 인간의 의식을 더욱 고양하는 방법도 알고 있다. 상대방에게 진심을 전할 때 표정과 자세는 어떻게 해야 하는지, 호의를 전할 때 호흡과 척추의 모양은 어떻게 해야 하는지, 슬픔과 우울을 어르고 달래려면 어떻게 해야 하는지 우리의 몸은 이미 알고 있다.

이뿐일까? 몸은 언제나 주인에게 선물을 건넬 준비가 되어 있다. 특별한 추억이나 감동적인 사건도 우리는 몸을 통해서만 겪을 수 있다. 몸으로 직접 겪지 않았다면, 그 일은 실제로 일어나지 않은 것이나 마찬가지다. 인생의 기쁨이 불꽃처럼 터질 때, 몸 안에서도 그에 상응하는 기쁨의 세리머니가 세포 차원에서 일어나는 것이다. 그러나 우리는 몸의 선물을 받을 준비가 되어 있을까? 그 선물을 받을 의향이 있는 걸까?

몸으로 돌아가자

어떻게 몸이 머리보다 더 많은 것을 기억하는 것일까? 그것은 우리 몸 전체가 신경망으로 이루어진 하나의 커다란 수신기이기 때문이다. 오감뿐 아니라 근감각, 내장 신경까지도 모두 외부의 자극과 내부의 변화들을 24시간 받아들이고 있다. 게다가 몸은 언어나 논리로는 설명할 수도, 저장할 수도 없는 '뉘앙스'나 '이미지'도 담아둘 수 있다. 정보를 좀더 원본에 가까운 형태로 저장하는 셈이다. 의식이 미처 파악하지 못하고 뇌에 전달하지 못한 정보도 몸은 기억한다.

누구나 이런 일을 한 번쯤 겪어봤을 것이다. 직장에서 어떤 사람을 믿을 만한 적임자라고 판단했지만, 일을 추진하는 내내 어딘지 모르게 찜찜하고 계속 진행할 마음이 나지 않는다. 이런 경우 우리 몸이 부정적이고 불길한 신호들을 감지하고 기억해서 주인에게 알리는 것일지도 모른다. 꺼림칙한 기분이 들게 하거나 일 처리를 굼뜨게 만들면서 위험 신호를 보내는 것이다. 마치 꿈을 통해 거대한 무의식으로부터 경고의 메시지를 받듯이 말이다.

몸은 무척 수다스럽다. 당연히 그럴 수밖에 없다. 자기 안의 변화무쌍한 상황을 주인에게 알리고, 그때그때의 생생한 외부 현실에 대한 반응과 감정을 빠짐없이 자신의 언어로 표현해야 하기 때문이다. 게다가 생존 본능에도 충실해서 위험 신호와 경고를 보내고, 주인에게 유용하고 호의적인 고급 정보도 계속 내보낸다. 그런데 우리는 그 많은 고급 정보와 경고 메시지를 과연 얼마나 수신하고 있을까? 바깥세상의 뉴스를 따라잡으려 귀기울이고 다른 사람들의 시선에 신경쓰는 사이, 자신도 모르게 몸과 멀어져 몸이 보내는 신호의 대부분을 그 존재조차 모른 채 흘려보내고 있는 건 아닐까?

이제 몸으로 돌아가자. 우리가 하나의 생명으로 생생하게 존재함을 느낄 수 있는 곳으로 돌아가자. 내 몸은 나의 현실이자 헌신적인 조력자이다.

왜 움직임인가

언어와 이론을 넘어서

이제 우리 사회에도 정신건강의 중요성에 대한 공감대가 어느 정도 형성되었다. 스스로 정신과를 찾아가거나, 자신이 우울증인지 아닌지 점검하는 경우를 주변에서 종종 볼 수 있다. 얼마나 다행스러운 일인지 모른다. 심리학 개론서를 읽었거나 이런저런 방법으로 심리학의 기본 개념과 용어를 익힌 사람들도 적지 않다. 지나치게 자신의 정신건강을 염려한 나머지 인터넷을 이리저리 뒤지거나 전문 서적을 찾아 스스로 증상을 분석하고 치료하려는 사람들도 있다.

그런데 이렇게 책을 통해 알게 된 이론이나 정보만으로 우울증 등

심리적 고통이 완화될 수 있을까? 스스로 만든 논리와 분석, 그리고 타인의 조언만으로는 어려움이 쉽사리 사라지지는 않는다는 것을 우리는 경험을 통해 충분히 알고 있다. 논리와 분석으로 고통에서 벗어나고자 노력하지만 바람대로 되지 않는 것이다.

언어를 사용하는 심리치료는 사람들로 하여금 자신도 모르게 상황을 분석하고 속으로 다양한 생각을 하며 자동적으로 방어하게 만든다. "아, 상담가가 지금 저런 말을 통해 공감하고 있다고 전하는 중이구나" 혹은 "이 의사는 지금 내 문제가 오이디푸스콤플렉스로 인한 거라고 분석하고 있군" 혹은 "아니, 나의 경험은 저 사람이 이해하고 얘기하는 것과 전혀 달라" 등과 같은 반응을 보인다. 도움을 받기 위해 찾아왔지만, 이 과정에서 자신이 드러나면서 위신을 잃게 되지는 않을지, 무시당하지는 않을지, 혹은 뻔하고 전형적인 사례로 무자비하게 분류되어버리는 않을지를 걱정하는 것이다. 그래서 상담 내내 열심히 말을 고르고, 문장들을 생략하며, 어조를 조절한다. 내가 만난 내담자들 중 도시에 살고, 고학력이며, 사회적 위치가 높은 사람일수록 자주 이런 어려움을 토로했다.

이런 상황은 우리의 몸을 통해 더 선명하게 알 수 있다. 바닥을 밀어내듯 고집스럽게 딛고 있는 두 다리는 이 상황에 반발하고 있음을 보여준다. 한껏 뒤로 물러난 상체와 척추는 이 상황에 동의하지 않고 관여하고 싶지 않음을 선언하고 있다. 들이쉬기만 하고 시원하게 내뱉지 못한 채 머금고 있는 호흡은 자신의 속 이야기를 내어놓고 싶지 않음을 말한다. 이렇게 언어를 매개로 자신의 내면에 접근하려 할 때 우리는 자기도 모르게 자기 검열과 자기 분석에 빠져든다. 이런 경우에는 비언어적 접근 방식이 내면으로 다가서는 새로운 길을 열어줄 수 있다.

반면 움직이는 몸은 자기 검열과 방어기제가 쉽게 작동되지 않는 미개척지다. 아직 언어와 논리, 문명과 정치가 완전히 정복하지 못한, 문명과 원시가 공존하는 땅이다. 그래서 무의식이 상대적으로 자유롭게 출입하며 자기 존재감을 드러내는 공간이 되기도 한다. 마치 간밤에 꾼 꿈이나 떠오르는 대로 휘갈겨 쓴 시처럼 움직임에는 아직 밝혀지지 않은 무의식이 담겨 있다.

그래서 몸에는 이런 일들이 벌어진다. 팔과 손이 사교적으로 능숙하게 손님을 접대하는 동안, 등은 해결되지 않는 불쾌감에 사로잡혀 잔뜩 근육을 웅크린다. 또 얼굴은 아무렇지 않은 척 웃고 있는데 왼손 끝은 크게 마음의 상처를 받았던 순간을 섬광처럼 빠르게 기억해내며 짧은 경련을 일으킨다. 나도 모르는 나의 움직임들은 이렇게 열심히 내 마음과 현실을 생생하게 비춰낸다.

움직인다, 고로 살아 있다

살아 있는 사람은 움직인다. 우리는 움직임을 활용해서 심리치료나 상담, 코칭을 할 수 있다. 그런데 여기서 '움직임'이란 발레리나의 유려한 점프나 마임 배우의 극적이고 정교한 동작들을 가리키는 말이 아니다. 우리가 살아 있는 한 계속될 호흡, 척추의 변화, 심장박동, 이 모든 것이 바로 움직임이다. 걸음걸이의 리듬, 화가 나서 내젓는 손의 방향, 들숨과 날숨의 길이, 눈앞의 음식을 향해 저절로 기울어지는 몸, 사랑하는 사람과 서로 껴안을 때 풀어지는 몸의 긴장, 이 모두가 움직임이다.

이 모든 일상의 움직임들은 마음을 치유하는 과정의 재료로 쓰일 것이다. 우리가 무의식에 닿을 수 있도록 돕고, 좀더 튼튼한 자아를 만들기 위한 여행길의 동반자가 되어줄 것이다. 다행스럽게도 이미 우리는 수억 가지 움직임의 주인이고, 유능한 보디스토리텔러다. 더 놀라운 사실은 모두 자기만의 동작 스타일과 레퍼토리를 가졌으며, 이를 통해 자기 고유의 춤을 출 수 있다는 것이다.

"어떻게 움직이라는 거죠?" 이런 걱정은 내려놓아도 좋다. 살아 있는 생명체에게 불가능한 유일한 동작은 바로 움직이지 않는 것이다. 움직임을 멈추는 것은, 생명을 다한 순간부터다. 그전까지 우리 몸은 한순간도 멈추지 않는다. 책을 읽고 있는 이 순간에도 몸 안팎으로 우리는 쉼 없이 움직이고 있다.

말하지 않아도 아는 것

심리상담사와 내담자가 몸을 통해 자신을 표현하고 서로에 대해 반응하면 어떻게 될까? 어차피 대화할 때 말이 차지하는 비율은 7퍼센트밖에 되지 않으며, 나머지 93퍼센트는 표정, 태도, 목소리의 높낮이, 자세 등의 비언어적 요소이다(캘리포니아 대학교 로스앤젤레스 캠퍼스의 심리학과 명예교수 앨버트 메라비언Albert Mehrabian이 제시한 이론으로 '메라비언 법칙'이라 불린다). 우리가 만약 비언어적 방식으로 소통하기로 결정한다면, 언어를 대신할 수단은 하나밖에 없다. 바로 '움직임'이다.

이때의 움직임이란 몸이 시시각각 공간에 그려내는 그림이며 편집되지 않은 의식과 무의식의 혼합체이자 상징 덩어리다. 서로 움직임을 주고받으면 내담자는 자신의 상처나 결핍을 있는 그대로 표현할 수 있고 상담사 역시 몸으로 그것을 수신하고 수용할 수 있다. 또 치료사 역시 움직임을 통해 상대에게 화답한다. 이런 비언어적 소통에는 어떤 장점이 있을까?

아주 억울하고 두려운 일을 겪은 뒤 타인에게 말로 호소하는 경우가 간혹 있다.

"내가 어제 그렇게 억울한 일을 당했단 말이야. 그 사람이 어떻게 나한테 그럴 수 있어? 아직도 화가 안 풀려. 미치겠어."

아무리 열변을 토하고 하소연을 해도 마음을 다 표현할 수 없을 것만 같다. 이럴 때 소설 『개미』에 등장하는 개미들처럼 더듬이를 맞대는 것만으로 자신의 감정을 그대로 전달할 수 있다면 얼마나 좋을까? 그 상황을 간접 경험하게 해서 내 답답한 심정을 애인이나 가족, 혹은 상사에게 그대로 전할 수 있다면 말이다. 그러나 현실에서 마음속에 담긴 것을 온전히 상대방에게 전하기란 정말 어렵고 힘든 일이다.

일단 그 억울함을 문장으로 써서 표현해본다. 하지만 무언가를 명명하고 규정하고 수치화하는 순간, 안타깝게도 그 안에 포함되지 못한 나머지는 중요하지 않은 것으로 치부되어버리거나 아예 없는 것이 되어버린다. 이럴 때 언어란 참으로 뭉툭하고 평면적이며, 진실에 닿지 못하는 야속한 수단이다. 애절하게 무언가를 호소할 때 우리가 상대방에게 진정 전하고 싶은 것은 무엇일까? 자기가 얼마나 힘든지, 혹은 어떤 일을 겪어낸 자신이 얼마나 대견한지를 전달하고 상대방에게서 공감을 얻는 것 아닐까?

움직임을 통해 마음 치유 작업을 할 때는 세세한 경험들을 구구절절 털어놓을 필요가 없다. 개괄적인 상황을 공유한 뒤에 그 일들을 겪으면서 누적된 분노, 슬픔, 상처, 미처 다 하지 못한 말을 지금 여기의 현실에서 생생한 몸의 움직임을 통해 펼쳐내는 것으로 충분하다. 이러한 움직임을 통한 표현은 치료사, 상담사, 코치의 온몸의 수신기를 통해 접수되고, 우리는 모두 같은 인간이라는 공통분모를 기반으로 그 내용은 재경험되며 수용될 것이다.

내담자들은 종종 온 힘을 다해 웅크리거나, 상체를 허위허위 휘저으며 몸을 늘어뜨리기도 한다. 아니면 선 채로 눈을 감고 두 주먹을 불끈 쥐었다가 맥이 탁 풀린 듯 주저앉는다. 어떤 움직임이든 괜찮다. 몸에 명령을 내려 인위적으로 연출한 것이 아니고, 자신의 사연과 감정 속에서 저절로 나온 움직임이라면 그것으로 충분하다. 상대방은 눈뿐만 아니라 온몸을 통해 그 움직임을 받아들여 척추와 피부로 반응하고 호르몬과 신경체의 변화를 통해 수용하며 그 움직임을 하나의 이미지이자 상징으로 만들 것이다. 그리고 그 상징은 수신자의 몸 안에서 다시 새로운 상징을 만들어낸다. 이런 움직임을 통한 소통은 사랑하는 사람, 양육자, 가족 등과 나누고 싶었던 무조건적인 수용이자 반응이기도 하다.

우리는 움직임을 통해 자신이 살아 있음을 쉼 없이 증명하고, 자신의 심리적 현실을 표출할 수 있다. 그렇다고 우리의 모든 움직임, 이를테면 손발의 위치까지 검열하고 재배열하라는 의미는 아니다. 반대로 몸은 좀더 큰 발언의 자유를 얻어야 한다. 그렇게 함으로써 진정한 자신이 존재하는 소중한 영역, 그 안에서 자신의 욕구와 필요를 주저 없이 건강하게 요구하여, 그 생생한 목소리를 삶 속으로 끌어안아야 한다는 의미이다.

몸과 마음의 연동: 상상 그 이상

마음은 몸을 통해 드러난다

우리는 어떻게 자신이 슬프다는 것을 알까? 일단 어떤 사건이 발생하고 그 일을 인지한다. 그리고 그 사건이 나의 정서를 자극해 온몸을 가득 채우면, 결국 슬퍼진다. 슬픔의 실체는 무엇일까? 슬픔은 망연자실, 애잔한 상태다. 이때 몸의 근육은 기분 좋은 이완과는 다른 무기력한 상태로, 중력에 몸을 맡긴 채 방치된다. 척추는 생의 에너지를 잃고 무너져 앉고, 두 발은 움직이려는 의지를 잃고 멈춰버린다. 호흡은 흐느낌과 함께 내쉬기를 하염없이 반복하고, 진공 상태처럼 시간의 흐름을 잃어버린다. 팔과 다리에 저릿한 느낌이 퍼진다. 이윽고 호흡이 가빠지고 횡격막이 수축되면서 울음을 끌어올린다. 두 눈은 본분을 잃고 초점을 놓아버리고 시야는 흐릿해진다. 눈시울이 붉어지며 눈물이 뜨겁게 차오르고 마침내 두 볼을 타고 흘러내린다. 이밖에도 우리가 알아채지 못하는 교감신경, 부교감신경과 호르몬의 변화가 연쇄적으로 벌어진다.

이렇듯 기분은 단지 뇌에 저장되어 있는 것도, 마음이나 영혼 안에만 존재하는 것도 아니다. 우리의 심리 상태는 신체적인 변화를 이끌어낸다. 이것이 바로 '정서'의 실체다. 정서는 눈에 보이지 않는 추상적인 것이 아니라, 몸을 통해 드러나는 감각적이고 구체적인 것이다. 슬플 때 우리의 뼈와 근육과 장기는 모두 슬픔이라는 주제로 퍼포먼스를 펼친다. 신경이 날카로울 때 우리의 촉감과 시신경, 호흡과 척추는 곤두선다. 지금 내 기분을 돌아보자. 그리고 우리의 몸이 그 심리적 상태를 어떻게 드러내고 있는지 돌아보자.

벅찬 기쁨, 설렘, 서운함, 두려움 등을 몸 안으로 소환해보고, 그때 일어나는 온몸의 변화들을 최대한 세세하게 기록해보자. 어느 정도까지 감지할 수 있는가? 이 방법으로 우리는 스스로를 돌보고 마음의 질병을 알아채 미연에 방지할 수 있다.

주파수 맞추기

분노, 기쁨, 수치심, 흥미 등의 원형적 정서들은 본능적으로 몸을 통해 표현되고 상대방에게 전달된다. 인간은 상대가 웃고 우는 것을 몸으로 감지해, 마치 주파수를 맞추듯 자신의 얼굴 근육 등을 조절해서 상대방과 유사한 정서 상태로 들어가는 능력을 영유아기 때부터 가지고 있다. 이것이 바로 나의 존재를 통해 타인을 공감하고 경청하는 방식이다.

이렇게 타인과 관계를 맺어갈 때 나 자신과는 어떻게 관계를 맺고 있을까? 스스로의 기분을 알아차리고 자신의 몸 상태를 그에 맞게 변화시켜 마음과 일치시키는 것은 의외로 쉽게 이루어지지 않는다. 동작치유가 궁극적으로 추구하는 것은 바로 몸과 마음의 통합이다. 둘이 어긋나 수많은 질병이 생기고 지속된다고 믿기 때문이다. 몸과 마음이 통합된 상태를 회복시키기 위해, 세계의 수많은 동작치유 전문가들이 내담자와 씨름하고 춤추고 호흡한다. 하지만 사실 우리는 그러한 능력을 타고난 존재들이기도 하다.

끊어진 연결 고리

취학 전 어린이들이 노는 모습을 관찰해보자. 아이들은 기쁨에 차

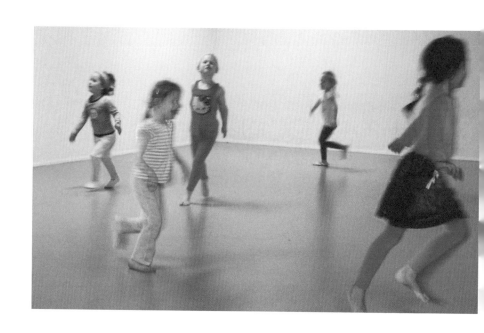

오르면 딱 그만큼의 호흡과 리듬을 통해 세상을 기쁨으로 가득 채우며 내달린다. 온 존재로 기쁨을 만끽하며 긍정의 에너지를 발산하는 것이다. 얼굴만 웃고 있는 것이 아니라, 손과 발, 가슴과 등도 활짝 웃고 있다. 심장과 척추, 온몸의 근육과 머리카락까지도 기쁨에 동참하고 있다.

이렇게 아이 때는 배우지 않아도 누구나 몸과 마음을 일치시켜, 스스로의 감정을 배반하거나 숨기지 않는다. 따라서 자신을 억압하거나 부정할 틈이 없다. 감추거나 희생하지 않았으므로, 그 이후에 남은 감정에 얽매여 괴로워하는 일도 적다.

그런데 경쟁과 평가의 틈바구니 속에서 생활하고 있는 우리는 어떤 모습일까? 감정을 무시하고, 억누르고, 조정해야 하는 상황이 매우 자주 발생한다. 이때 우리의 몸은 호흡을 억누르고, 숨은 들이쉬기만 하고 내쉬지 못하며, 감정을 감추려고 등을 구부리고, 지나치게 턱을 당기거나 쉴새없이 헛기침을 하며 불안하게 눈동자를 사방으로 움직인다. 억지웃음 짓기, 부당한 일을 당해도 분노를 억누르기, 하고 싶지 않아도 내색 않고 하기, 이 모든 일이 호흡과 혈액의 자연스러운 흐름을 방해하고 이는 곧 건강의 악화로 직결된다. 억압된 감정이나 욕구는 절대 사라지지 않고, 예상치 못한 순간에 주인에게 그 이상의 보상을 해달라고 요구한다.

자신의 감정을 배신하는 일이 일상이 되면, 어느 순간부터는 그럴 필요 없는 상황에서도 습관적으로 자신의 욕구나 선택에 무관심해진다. 이런 상태가 오래 지속되면, 급기야 자기가 원하는 것과 원치 않는 것을 알아채는 그 당연한 능력까지 상실하게 된다. 자기가 원하는 게 무엇인지, 하기 싫은 게 무엇인지 도통 알 수 없게 되는 것이다. 심각한 상황이라 할 수 있다.

이렇게 몸과 연결 고리가 툭 끊어져버린 상태가 바로 우리의 모습이다. 어느덧 자기 내면이 보내는 신호조차 분별하지 못하게 된 우리는 아주 쉽게 조직이나 타인의 욕구에 복종하고, 그들의 목표를 자신의 것인 양 받아들인 채 살아가곤 한다. 그럴수록 몸과 마음의 통합은 점점 더 불가능한 일이 되어버린다. 몸과 마음의 연결이 끊긴 시간이 길어질수록 우리 몸은 손상되고 지치고 안타깝게도 결국 암, 종양 등의 의학적 질병을 얻기에 이른다. 늦기 전에 혹사당한 우리의 육체를 본래 상태로 회복시키고 치유할 시기와 방법을 깨닫기 위해서는 몸이 전하는 메시지에 귀를 기울여야 한다.

이제 원하는 대로 몸을 움직이고, 결핍된 부분을 채우고, 몸의 소원을 들어주며 연결 고리를 다시 찾아 진정한 나로 돌아가는 연습을 시작해보자. 먼저, 몸에 간단한 질문을 던지고 그에 답해보자. 그리고 몸이 답한 대로 행해보자.

눕고 싶은가, 앉고 싶은가?
왼쪽으로 돌아눕는 것이 편한가, 오른쪽으로 웅크리는 것이 편한가?
양지바른 곳이 좋은가, 응달진 곳이 좋은가?

두 팔을 뻗어 올리고 싶은가, 축 늘어뜨리고 싶은가?

가슴이 부풀어오른 채 떠오르는 기분을 느끼고 싶은가, 마음을 돌처럼 단단하게 닫아두고 가라앉고 싶은가?

다음으로 자신의 생활 방식이나 자신이 처한 상황이 어떠하며, 어떻게 변하길 바라는지 구체적으로 질문해보자. 어쩌면 지금 자신이 무엇을 원하는지, 적어도 원치 않는 것은 무엇인지 대답하는 데 어려움을 겪을지도 모른다. 자신의 상태나 호불호에 관심을 기울이지 않은 지 오래라 스스로의 선택을 알아차리는 게 무척 어려운 일이 되어버렸기 때문이다.

우리는 몸을 떠나 있었다

몸은 우리에게 이렇게 묻는다.

"척추가 처음 틀어지기 시작했을 때, 위가 당신의 과식에 불쾌감을 표현했을 때, 스트레스로 호흡을 이상하게 하는 바람에 폐에 무리가 왔을 때, 도대체 주인인 당신은 어디에 있었나요?"

"늘 긴장하며 분노를 숨긴 바람에 수개월 동안 어깨가 힘겹게 올라가 있었는데, 지속적으로 통증을 호소하고 고단하다는 신호를 보내도 당신은 왜 듣지 못하나요?"

짐작건대 우리는 우리 몸을 떠나 있었다. 함께 있는 것 같았지만 그렇지 않았다. 지난 일을 후회하고 앞으로 다가올 일을 걱정하며 정신적 에너지의 대부분을 소비했고, 타인의 시선으로 자신을 평가하고 조직의 욕구를 내 것 삼아 앞으로 나아가는 데만 바빴다. 기형적으로 솟은 한쪽 어깨와 위장에서 호소하는 통증, 쓸데없이 긴장하고 있는 등 근육 따위에는 관심도 없었다. 몸이 겪는 현실에 함께 있지 않았기에 당연히 몸이 보내는 긴급 신호를 받을 수 없었고, 그런 상태로 1주일, 한 달, 아니면 몇 년을 걷고 마시고 일하면서 지내온 것이다. 그 모든 불균형과 과부하가 몸의 곳곳을 연쇄적으로 망가뜨리고, 몸의 이상들이 통증이나 극적인 사건으로 드러난 뒤에야, 몸의 주인은 내달리던 걸음을 멈추고 비로소 자기 몸으로 눈길을 옮긴다. 우리는 이렇게 스스로를 돌보는 일에 무심하다. 그리고 그럴 수밖에 없는 삶을 사는 것이 현대인의 비극이다.

하루에 세 번이라도 1분씩 눈을 감고 고요히 자기 몸을 들여다보는 시간을 갖자. 모든 번잡한 생각과 하던 일들은 내버려두자. 그렇게 멈춘 채 몸으로 시선을 돌려 발바닥부터 조금씩 거슬러올라오자. 팔다리를 지나 척추를 거쳐 머리까지 오는 그 길목에서 어떤 느낌이 드는지, 어떤 감각이 다가오는지 살펴보자. 몸 안에 머물며 구석구석을 돌아다니고, 주의를 기울이고, 감각을 되살리는 일은 말로 다 할 수 없을 만큼 가치가 있다.

일시적인 심리적 고난을 몸에 담은 채 방치하면 생 전체를 앗아갈

병으로 고착될 수도 있다. 그 전에 힘겨운 어깨를 내려놓고 좀처럼 편하게 내쉬지 못하는 호흡에 바람길을 내주자. 가슴의 먹먹한 통증에 관심을 기울이고 어루만져주자. 그리고 일방적인 헌신으로 소임을 다하고 있는 몸에게 이렇게 말해주자.

"수고했어. 그리고 고마워."

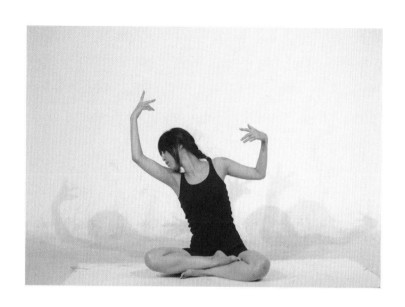

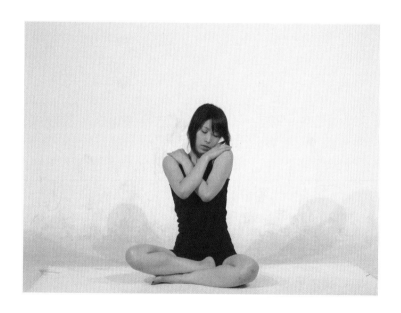

2부

이것이 몸이다

내 몸 곳곳의 다른 목소리

몸을 탐사하다

소우주를 탐사하는 작은 우주선이 되어, 내 몸 구석구석을 돌아본다. 탐색해본다. 새로운 별을 탐사하듯, 새로운 대륙을 개척하듯 호기심 어린 반짝이는 눈으로, 한 곳도 빠뜨리지 않으리라 다짐하며 탐사는 계속된다. 평생 바랐던 여행지에 드디어 발 디딘 어느 노부부처럼, 한 곳도 빠뜨리지 않고 꼼꼼히 보고 오리라 다짐하며, 조급한 마음은 놓아두고, 세상에서 가장 가치 있는 일을 하는 사람이 되어 걸음마다 집을 짓고 머물러본다. 신기하게도 옮기는 걸음마다 다른 노래가 울려퍼지고, 다른 빛깔의 배경이 펼쳐진다. 때로는 머문 자리에서 통곡이 피어나기도 하지만, 하염없이 듣고 있자니 그 또한 노래가 되고 결국엔 평온하게 잦아든다.

— 동작치유 후기 중에서(29세 여성)

우리의 몸은 하나의 유기체이지만 흥미롭게도 신체 부위별로 기억과 표현 방식이 다르다. '화났다'라고 느끼는 순간 사실 우리는 수치심, 무기력, 슬픔 등의 감정을 한꺼번에 복합적으로 겪게 되는데, 그 감정들은 바로 몸의 각 부위를 통해 나름의 방식으로 표현된다. 몸의 왼편과 오른편이 담당하는 정서 표현이 서로 다르고, 상반신과 하반신 역시 다른 양상의 감정을 담아두기도 한다. 얼굴은 호의를 표현하고 있을지라도 골반과 팔꿈치는 공격성과 경계를 늦추지 않고 있을 수 있다. 몸의 곳곳에 저장되었다가 동시에 다양한 방식으로 표현되는 몸의 감정들을 우리는 어떻게 읽어낼 수 있을까? 또 몸은 주로 어떤 부분에 어떤 감정을 담아두고 있을까?

이제 우리는 동작치유를 통해 몸의 기억에 접근하고, 신체 각 부분에 서린 같고도 다른 목소리를 듣기 위해 몸 이곳저곳을 탐색해볼 것이다. 눈을 감고 호흡하며 마음을 차분히 가라앉히고 신체의 한 부분에 관심을 집중해보자. 손과 어깨, 그리고 굽어 있는 척추와 두 무릎에 귀를 기울여보자. 마치 그 부분이 몸의 주인공인 것처럼 주의를 기울이고, 어떤 움직임을 펼칠지 차분히 기다려보자. 그리고 그 움직임을 통해 그 속에 담긴 감정과 정서, 욕구 들을 파헤쳐보는 것이다.

모든 부위는 평등하다

"어깨에 무거운 돌을 얹고 있는 것 같아."

"가슴이 무너져내렸어."

"깜짝 놀라서 두 다리가 얼어붙어버렸어."

우리는 이런 표현들을 자주 쓴다. 인간이 특정 정서나 심리를 몸을 통해 경험하고 감지한다는 생생한 증거가 바로 여기 있다. '무겁다' '무너져내렸다' 등의 표현은 몸이 겪는 내적 상황에 대한 묘사이다. 동시에 특정 감정이 호르몬과 호흡, 근육에 초래하는 물리적인 변화에 대한 심상이자 세밀한 묘사이기도 하다. 우리는 신체적 차원으로 전환된 정서를 경험하고, 이러한 공통의 경험들은 서로 공감할 수 있도록 돕는 기반이 된다.

소외되는 부분 없이 몸의 모든 부분이 동참하여 하나의 정서를 발현하고 표현하는 것, 무용동작치료라는 학문에서는 이것을 통합되고 균형 잡힌 상태라고 규정하고 있다. 모든 신체 부위는 평등하다. 발, 허벅지, 견갑골, 팔꿈치가 모두 똑같이 중요하고, 각자의 소임이 있다. 생식기와 주 소화기관을 담고 있는 골반은 성과 관련된 움직임을 담당하는 한편, 필요에 따라 공격과 자기 보호에서 중심적인 역할을 한다. 어깨는 신체적 긴장, 집단에서의 지위, 책임과 관련한 움직임을 맡고 있고, 두 손은 우리의 입과 마찬가지로 타인과 관계 맺기에 일조하기 위해 부산스럽게 움직인다. 그런데 우리는 종종 이 '몸'이라는 범주에서 머리만은 제외하는 경향이 있다. 그래서 수업 참가자들에게 즉흥 자유 움직임을 시켜보면, 몸이 하나가 되어 슬픔이나 기쁨을 표현할 때도 머리는 자연스럽게 동참하기보다는 혼자 차단된 채 경직된 자세를 취하고 있는 경우를 많이 목격할 수 있다. 이는 아마도 머리는 신체의 다른 부위에 비해 경건하고 이성적이라는 고정관념 때문일 것이다. 그러나 움직임을 통해 손상된 마음을 치유하고자 하는 동작치유 분야에서는 머리 역시 발이나 등과 같은 하나의 신체 기관으로 보고 정서 표현에 동참시키기를 권유하고 있다.

손의 대화: 왼손과 오른손

우리의 손은 어떤 감정을 담고 있을까? 몸과 마음 모두 고요한 상태가 되면, 두 손을 차례로 자유롭게 움직여보자. 신기하게도 두 손은 서로 다른 양상의 움직임을 펼칠 것이다. 주로 쓰는 쪽의 손과 팔을 먼저 움직여보고, 그뒤 다른 쪽을 움직여보면 차이가 더욱 확연히 보인다. 마치 정반대의 성격을 가진 두 사람이 움직이는 것처럼 극적으로 다른 움직임을 보여줄 때가 많다. 두 손이 몸 주인의 인격 가운데 서로 다른 부분들을 표현하는 것처럼. 그런 다음 두 손을 함께 움직이면 인상적인 장면이 펼쳐진다. 두 손은 서로 다른 인격체인 양 서로에게 영향을 주고 다가가거나 억압하고 때로는 대화하거나 협업한다. 두 손의 관계 맺기는 내 인격의 서로 다른 양상들이 새롭게 연결되거나 서로의 존재를 깨닫고 서서히 가까워지는 일과도 비슷하다.

이러한 동작치유 방법은 내가 충분히 알아주지 못한 나의 감정, 더 원초적인 나의 자아를 안전한 공간에서 표현하고 내 삶과 하나가 되도록 돕는다. 상담사로서 내가 만난 대부분의 내담자들은 오른손잡이였는데, 그들의 오른손은 매우 사교적이고 통제 가능한 움직임을 보여주었다. 반면 왼손은 서툴고, 화가 나 있으며, 격정적인 움직임을 보인 경우가 많았다. 그런데 왼손이 충분히 움직인 뒤 오른손을 움직여보면 오른손의 움직임이 달라지는 것을 알 수 있다. 두 손은 서로의 움직임을 지배하거나 억압하지 않고 공존하면서 제3의 새로운 움직임을 찾아낸다. 이런 방식으로도 두 내적 심리 간에 대화와 화해가 가능한 것이다. 이 작업 후 어떤 이는 새로운 깨달음을 얻은 것 같았다고 했고, 어떤 이는 기쁘고 안심되며 심리적 균형감을 느꼈다고 했다.

눈을 감고 관심을 두 손에 둔 채 가만히 서 있었다. 상담사의 말대로 아무 의도도 없이 두 팔을 늘어뜨리고 그렇게 기다렸다.
'과연 내 두 손이 움직이기나 할까? 이렇게 마냥 서 있다가 이대

로 끝나지는 않을까?'

이런 의심과 조바심도 들었다. 하지만 두 손이 움직이고 싶지 않아해도 얼마든지 괜찮고, 그것만으로도 충분하다고 한 상담사의 말을 떠올리며 애써 마음을 추스르고 그대로 좀더 서 있었다.

그때 머릿속에 누군가의 얼굴이 떠올랐고, 이어서 채찍을 맞은 듯 어떤 감정이 날카롭게 나를 스쳐지나갔다. 움찔, 나도 모르게 왼손이 움직였다. 이어서 조금 후에 둥글게 움켜쥔 오른손 바닥 안쪽이 따뜻해졌고, 팔꿈치가 살짝 들리면서 미풍에 흔들리는 그네처럼 서서히 흔들렸다.

'내버려둬야 하나? 다른 사람들이 이상하게 보지 않을까?'

내 안에서는 예외 없이 평소와 같은 목소리가 들려왔지만, 그다음에 어떤 일이 일어날지 궁금한 마음이 더 커서 그대로 버텼다.

어느새 오른팔은 점점 더 큰 반경을 그렸고 앞뒤로 왕복하던 손이 동력을 얻어서 내 가슴께까지 올라왔다. 그러고는 어깨부터 팔꿈치를 지나 손등, 손가락 끝까지 차례로 중력이 사라진 듯하더니 부드러운 곡선을 그리기 시작했다. 손바닥을 위아래로 뒤집어가면서 부드러운 리본 모양을 만들어내기도 했다. 그 움직임은 마치 내 앞에 선 누군가를 향한 노래나 이야기처럼 느껴졌고, 그 친절하고 부드러운 리듬에 따라 내 고개도 함께 움직였다.

감은 눈 앞으로 여러 풍경과 장면이 지나갔다. 그러다 내 앞에 선 사람들 중 나를 힘들게 하는 그 사람도 있다고 느낀 순간 다시 왼손이 움직였다! 이번에는 손이 아니라 왼팔 전체에 강한 힘이 걸렸다. 팔 근육부터 손가락까지 마치 단단한 나무토막이 된 것처럼 느껴졌다. 내 관심의 초점은 오른팔에서 왼팔로 옮겨갔다. 왼손은 무척 세게 주먹을 쥐고 있어서 살짝 부들부들 떨리는 것이 느껴졌다. 잠깐 갈등하다 다시 움직임으로 돌아가보기로 하고 좀 전의 느낌에 집중해보았다. 이전에 반복되었던 악몽 같은 상황들이 머릿속에 떠오르는 것을 막을 수 없었다. 어린 시절, 그 사람에게 느낀 분노가 마치 어제 일처럼 생생하게 몸에 차오르는 것 같았다. 왼손이 약하지만 확고한 느낌으로 허벅지께를 두드리기 시작했다. 마치 북을 두드리는 것처럼 시작된 그 움직임은 결국 허공에다 하는 주먹질처럼 변해갔다. 점점 더 포악해지고 거칠어졌다. 이러다가 무슨 사고나 치지 않을까 더럭 겁이 났다. 잠시 눈을 뜨자 상담사가 저만치 앞에 마주서서 거울에 비춘 듯 나와 비슷하게 팔을 휘두르고 있는 게 보였다. 나는 왼팔에 좀더 시간을 주고 싶다는 생각이 들었다. 그 순간 내 몸이 "나를 내버려둬!" 하고 외치며 무언가를 힘껏 떨쳐내려는 듯 보였다고, 움직임이 끝난 후 상담사가 말했다. 움직임이 계속되자 한순간 울컥 눈물이 쏟아지기도 했다. 하지만 하고 싶은 만큼 원 없이 허공을 휘젓고 나니 다행히 왼팔은 서서히 고요하게 가라앉았고, 그와 함께 내 슬픔도, 화도 잦아들었다.

오른손은 아까부터 느껴졌던 가슴 쪽 통증 때문인지 손바닥으로 가슴을 누르다가 쓸어내리기도 했다. 그 손길이 마치 다른 사람이 어루만지는 것처럼 느껴져 서러운 마음을 달래주었다. 아까는 다른 사람들에게 이야기하는 것처럼 움직였던 오른손이 이제는 나에게 이야기를 하는 것 같았다. 오른손은 왼쪽 어깨를 감싸기도 하고, 내 얼굴 가까이에 손바닥을 대고 천천히 움직이기도 했다. 기분 좋은 노란빛이 나를 감싸는 듯 평온하고 따뜻한 느낌이 들었다. 서서히 눈을 뜨고 상담사가 이끄는 대로 심호흡을 크게 하고 주변을 둘러보니, 한고비를 넘은 기분, 한차례 소나기가 지나간 듯 시원하고 깨끗한 기분이 들었다.

—동작치유 후기 중에서(29세 여성)

내담자가 '손의 대화'로 겪은 세세한 감정을 후기를 통해 모두 알 수는 없을 것이다. 그러나 내면의 변화의 중요성을 인지하고, 민감하게 알아차려 하나라도 더 포착하고 기록하려는 노력은 심리적 문제 해결 및 자기 성찰에 매우 큰 도움이 된다.

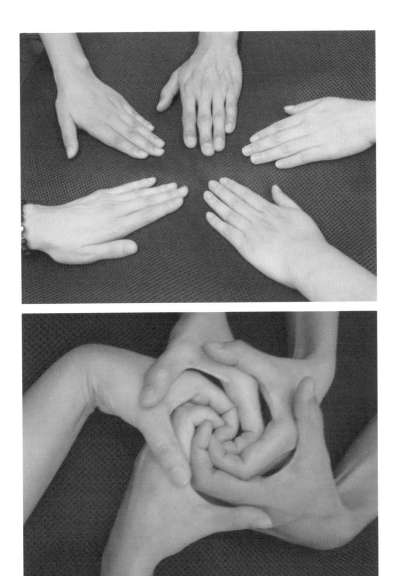

달의 뒤편을 본 적 있는가: 몸의 뒤쪽

너, 거기 있었구나

우리 몸에는 놀랍게도 이제껏 한 번도 제대로 주목받지 못한 채, 마치 존재하지 않는 것처럼 여겨져온 부분이 있다. 바로 몸의 뒷면이다. 아무리 공전을 거듭해도 마주할 수 없는 달의 뒤편처럼 우리 스스로의 힘으로는 몸의 뒷면을 볼 수 없다. 뒷모습을 주제로 한 연작 사진을 본 적이 있다. 사진 속 정지된 사람들의 뒷모습을 보고 있자니 그들의 삶과 마음의 안쪽을 들여다본 것 같아 괜히 기분이 머쓱해졌다. 그들의 등은 저마다 고유의 표정을 지은 채, 이제껏 살아온 생에 대해 조용히 이야기를 들려주는 듯했다. 우리의 뒷모습은 지금 어떤 표정을 짓고 있을까?

앞모습은 사람들에게 바로 보인다. 그래서 우리는 타인의 시선이나 거울 등을 통해서 수시로 앞모습을 점검할 수 있다. 그러면서 타인의 시선을 내 시선으로 어느 정도 받아들이게 된다. 앞모습은 사회적 커뮤니케이션과도 관련되어 있다. 많은 표정과 고개의 각도, 손동작 등이 언어처럼 의미를 지니고 있다. 앞모습은 사회가 원하는 방식으로 단장되기 때문에 각 사회의 문화를 반영하기도 한다. 가부장적인 사회에서 여성은 팔과 다리를 모으고 가지런히 해 자신의 몸을 더욱 작게 보이도록 하고, 공격적이지 않은 부드러운 곡선이 강조되도록 몸을 정렬한다. 반대로 남성은 팔다리, 어깨 등을 활용해 몸이 커 보이도록 하고, 무게감과 힘이 느껴지는 동작, 진취성이나 리더십이 느껴지는 제스처를 취한다. 앞모습은 이렇게 사회적 기호로 연출되며, 타인에게 나를 설명해주는 역할을 하는 일종의 사회적 가면인 셈이다. 그러니 뒷모습에 비해 전략적으로 선택되고, 의식적으로 연출될 수밖에 없다.

반면 뒷모습의 사정은 어떨까? 뒤통수로부터 목덜미, 어깨, 척추를 따라 허리에 이르는 넓은 등, 허벅지 뒤쪽과 발뒤꿈치…… 몸의 뒤편에서는 어떤 일들이 일어나고 있을까? 우리가 몸의 앞면을 사용해 사람들과 소통하고 연출하고 관계 맺는 동안 몸의 뒷면은 무엇을 하고 있을까?

찌푸린 등과 마주하다

순간순간 느끼는 감정을 우리는 몸의 구석구석을 통해 외친다. 그러나 이중에는 타인에게 들키지 않아야 하는 감정들도 있고, 때로는 몸은 느꼈지만 내가 의식하지 못해 남겨지는 감정들도 있다. 또 스스로 인정하고 싶지 않아 멀리 물리쳐버린 감정이나 생각도 있다. 이런 감정들은 몸의 앞면을 통해 내보일 수가 없다. 그래서 결국 몸의 뒷면에 주로 남겨진다. 우리의 등에는 자신도 모르는 많은 이야기들이 굽이굽이 서려 있다. 내가 미처 깨닫지 못한 내 마음, 속 시원하게 풀리지 않은 원망, 남아 있는 의심, 사람들에게 들키고 싶지 않은 속마음까지……

처음 그의 등을 마주했을 때의 기억이 아직도 생생하다. 나는 마치 무서운 얼굴을 마주한 것처럼 움찔 놀라고 겁을 먹었다. 그의 등은 못마땅한 듯 잔뜩 찌푸린 채로 '너 따위가 뭘 알아'라고 말하는 듯했고, 마주하기가 다소 불편했다. 어쨌든 짝을 지어 서로 관찰하는 시간이었기 때문에 다시 천천히 살펴보았다. 그의 등에는 군데군데 굳은 근육들이 자갈처럼 뭉쳐 있었고, 전체적으로는 일그러지고 또 일그러진 괴이한 모양이었다. 평온한 오른쪽 어깨에 비해 왼쪽 어깨가 심하게 올라가 있었고, 척추를 따라 목에서 허리까지 내려오는 사이사이 엉뚱한 부분이 솟아오르거나 푹 꺼진 모양새였다.

—동작치유 후기 중에서(42세 여성, 회사원)

자존감이 심하게 손상되어 심리적인 어려움을 호소했던 사람의 등을 짝이 관찰해서 서술한 내용이다. 그는 언제나 성공하며 무슨 일이든 잘해왔던 자신에 대한 자신감과, 일련의 사건들로 인해 생긴 심각한 열패감을 동시에 가지고 있었고, 그 두 가지 감정은 내면에서 통합되지 않은 채 신체를 양분하고 있었다. 그의 등에는 스스로 인정할 수 없는 감정, 남들에게 보여주고 싶지 않은 모습, 스스로에 대한 상반된 평가 등이 일그러지고 균형이 무너진 모습으로 고스란히 담겨 있었다.

등 근육이 불필요할 정도로 긴장해 있고 척추가 올바른 형태로 정렬하지 못한 채 좌우 균형도 무너져 있다면, 스스로도 미처 몰랐던 감정들, 보여주고 싶지 않은 반응들이 등에 반영되어 있다는 표시다. 이러한 증상은 부모와의 관계 등 민감한 개인사에 대해 참가자들에게 털어놓을 때 더욱 심해지는 것을 볼 수 있었다. 등에 숨은 감정은 설렘, 기쁨 등 긍정적인 감정일 수도 있고 두려움, 수치심 등 부정적인 감정일 수도 있다. 등은 누군가와 접촉하거나 드러내는 경우가 드물어서 머릿속에서 자주 잊히기 때문에, 그런 감정들은 오랫동안 주인에게 발견되지 않고 숨어 있을 수 있다. 그렇게 등은 외면당한 감정들

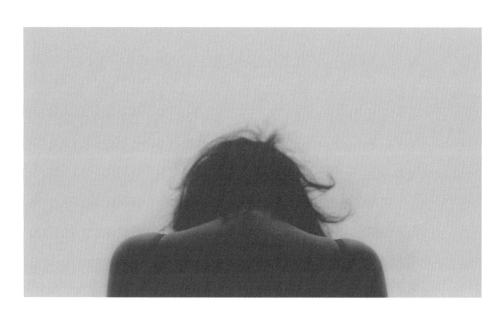

의 무덤, 무관심과 미지의 땅이 되고 만다. 하지만 그 감정들은 결코 사라지지 않는다. 오히려 소화되지 못한 음식처럼 우리의 감정적 신진대사를 방해할 것이 분명하다. 어떻게 하면 이 굳어진 감정들에 다시 생명을 불어넣을 수 있을까?

척추의 노래

척추에는 주로 어떤 것이 반영되어 있을까? 척추는 그야말로 우리가 이 세상에서 환경에 맞서 살아갈 수 있게 버텨주는 기관이다. 척추는 중력에 맞서서 우리를 땅 위에 온전히 세우고, 직립보행하도록 해준다. 이 척추의 정렬에 따라 우리는 쓰러지기도 하고 몸을 일으키기도 한다. 목뼈에서 가슴뼈, 허리뼈를 지나 꼬리뼈로 이어지는 스물여섯 개의 척추뼈는 상징적인 의미로도, 해부학적인 관점에서도 우리 몸의 중심축이 분명하다. 그런데 지금 우리의 척추는 어떤 모양으로 정렬되어 있을까?

평상시에 우리는 이 척추의 존재를 감지하지도 못한다. 좋지 못한 자세와 습관 때문에 관절이 어긋나고 관절 사이의 신경이 압박을 받아 좌우 근육의 균형이 다 깨져버리고 나서야 겨우 고질적인 통증을 호소할 뿐이다. 척추는 매 순간 우리의 기분과 태도를 반영하며 바쁘게 재정렬되지만, 우리는 척추가 대체 몸 안 어디쯤에 있는지 관심이 없다. 그래서 어떤 모양으로 정렬되어 있을지 짐작해보라고 하면 많은 이들이 진땀을 빼곤 한다. 몸을 가다듬는 일은 자세를 가다듬는 것이고, 직설적으로는 척추가 올바로 서 있는지를 살피는 일이지만, 대개 우리는 척추에 무관심하거나 무지하다.

전 세계 많은 무용동작치료사들은 척추가 '세상을 대하는 태도와 자아상'을 반영한다고 말한다. 척추와 근육의 협응協應을 통해서 특정 자세를 택함으로써 자기만의 동굴 속으로 숨을 수도 있고, 세상에 맘껏 자신을 드러내며 자부심과 자신감을 떨칠 수도 있다. 세상과 직면하기가 두려운 사람들은 척추를 한껏 긴장시켜 몸을 위로 최대한 끌어올린 불안정한 상태로 일생을 살아가기도 한다. 무기력함이나 낙담에 휩싸인 사람은 척추를 중력에 그대로 내맡긴 채 무너져내린 듯한 자세를 보인다.

척추의 정렬은 세상에서 스스로를 유지하고 지켜내기 위한 자연스럽고 건강한 활동이다. 만약 몇 가지 척추 정렬 방식에 고착되어 있다면 외부의 도움을 받아 변화를 시도해볼 것을 권한다.

척추를 다양한 방식으로 유연하게 정렬하기 위해서는 먼저 자신의 척추가 어떤 형태로 정렬되어 있는지 알 필요가 있다. 척추의 존재를 감지하기 위해서는 일단 그 부분을 다양한 방법으로 움직여봐야 한다. 관절 하나하나를 마치 계단을 걸어올라가듯 차례로 무너뜨렸다가 하나씩 일으켜 쌓아보자. 다음은 목뼈와 등뼈, 허리뼈의 한 곳을 정한 뒤 척추를 구부려 최대한 크게 원을 그려보자. 이와 같은 척추 움직임

훈련과 심상을 통해 우리는 척추의 현재 상태를 확인할 수 있다. 다양한 연습이 더해지면 나중에는 더욱 생생하고 입체적으로 척추의 정렬 상태를 그릴 수 있게 될 것이다.

다음은 척추가 이 세상에 맞서 부르는 노랫소리를 들어볼 차례다. 그 노래는 승전곡인가, 슬픈 연가인가, 혹은 두려움에 찬 항복의 노래인가? 마치 빛으로 척추를 하나하나 비춰본다는 느낌으로 꼬리뼈에서부터 허리뼈, 목뼈에 이르기까지 척추를 새롭게 느껴보자. 그리고 척추 하나하나의 움직임과 만나보자. 이 작업만으로도 전과 다르게 더욱 편안한 방식으로 척추가 자연스럽게 정렬될 것이다. 더불어 세상을 대하는 나의 태도와 방식에 대한 비교할 수 없이 중요한 정보도 얻게 될 것이다. 만약 세상을 대하는 자신의 태도를 변화시키고 싶다면 척추의 노래에 귀를 기울여보자.

등의 감각 살리기

자, 이제 등을 한번 움직여보자. 어떻게 움직여야 할까? 혹시 등을 움직이려 애를 썼지만 실제로 움직인다는 확신이 들지 않는 상태는 아닌가? 마치 귀를 움직이려 아무리 애써도 움직이지 않아 난감할 때처럼 말이다. 놀랍게도 동작치유를 경험한 사람들 중 많은 이들이 평생을 함께해온 자신의 등을 어떻게 움직여야 할지 모르겠다고 대답했다.

등이 단독으로 주목을 받았던 적이 거의 없으니 어쩌면 당연한 일일 수도 있다. 전문 무용가나 트레이너가 아닌 사람은 등을 움직이는 일이 생소할 것이다. 그래서 동작치유에서는 등의 움직임과 표현이 필요할 경우 아래와 같은 다양한 방법으로 등의 근감각을 되살린다.

편안하게 누워 등을 바닥에 댄 채 호흡하기.
눈을 감고 등에 실리는 자신의 무게를 느껴보기.
짝을 지어 손가락이나 손바닥으로 상대방의 등을 척추를 따라 차례로 짚으며 상대가 척추의 위치를 감지하도록 돕기.
짝의 손바닥이 등에 닿을 때 등에 스며드는 체온을 느끼고 이미지로 표현해보기.

상대방의 등을 짚을 때는 온 힘을 다해서 누르거나 마사지를 하듯 움직이지 않아도 괜찮다. 등의 한 부분 한 부분마다 주목할 수 있게 돕는 정도면 충분하다. 등을 짚는 동작에 맞춰 호흡을 하며 척추를 따라 고요하고 평화롭게 한 곳 한 곳 손가락을 머물게 하자. 등의 주인은 손가락이 머무는 곳마다 무수하게 다른 감각과 인상을 느낄 수 있을 것이다. 이것만으로도 등을 깨우기에 충분하다. 이를 통해 몸의 주인이 몸으로 돌아와 머물면서 순간순간 일어나는 일들을 생생하게 있는 그대로 목격하게 되는 것이다. 이것이 바로 몸과 마음이 균형을

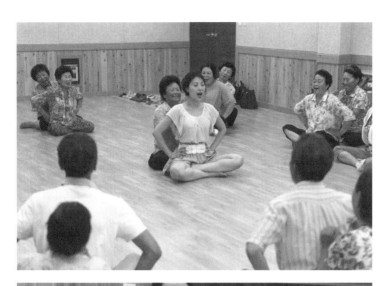

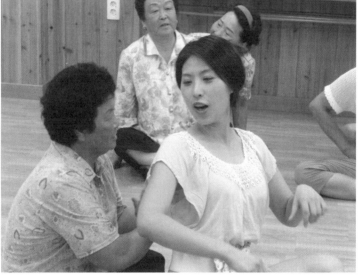

이룬 상태이며 회복을 위한 여정이다. 손바닥의 체온을 느낄 때는 내 등에 스며드는 것이 무엇인지 그림을 그리듯 생생하게 묘사해보자.

등뒤 공간 열기

등을 깨우는 또하나의 방법은 몸 뒤쪽 공간에 주목하며 이를 적극적으로 감지해보는 것이다. 뒤쪽 공간을 경험하기 위해 아래의 동작을 함께 해보자.

몸 뒤쪽의 공간을 적극적으로 상상하면서 팔을 뒤로 뻗어서 그곳의 공기를 만져본다.
최대한 생생하고 섬세하게 느끼도록 노력해보자. 예를 들어, 위쪽 공기와 아래쪽 공기가 어떻게 다른지 감지해본다.
다리를 뒤로 뻗거나 팔을 뒤로 뻗어 뒤쪽 공간에서 어떤 움직임이 가능한지 탐색해보자.

이렇게 뒤쪽 공간을 느껴보았다면 이번에는 몸의 뒤편을 이용해서 자유 움직임 시간을 가져보자. 이때의 움직임은 춤이어도 좋고 하나의 마임 같은 동작이어도 좋다. 감이 오지 않는다면 이런 상상도 효과적이다. '나는 관객이 가득한 무대 위에 뒤돌아 서 있다. 나에게 우호적인 관객들이 객석에 앉아 있다. 내가 등을 움직여서 만드는 공연을 그들은 대단한 호의를 가지고 관람할 것이다.'

혹은 등뒤의 공간에 대해 편안하게 느낄 수 있도록, 등뒤에 내가 가장 좋아하는 자연 풍경이 펼쳐져 있다고 상상하는 것도 도움이 된다. 좋아하는 음악을 틀어놓고 느낀 것, 할 수 있는 것, 하고 싶은 것을 생각하며 움직여보자. 이 과정을 모두 거치고 나면 전과 달리 몸 뒤쪽에 어느 정도의 심리적, 인지적 차원의 공간이 추가로 확보된다. 그 상태에서의 움직임은 일상적인 동작이라 할지라도 훨씬 더 기능적이고 다양해진다. 또한 더 많은 감각과 근력을 활용하게 되므로 더욱 생생하다.

그런데 예외적으로 이런 연습 없이 저절로 몸 뒤쪽 공간이 열리고 감각이 살아나는 경우도 있다. 낯선 여행지에 도착했을 때, 사방으로 장관이 펼쳐진 곳에 서 있을 때, 우리는 자기도 모르게 온몸을 활짝 열고 모든 감각을 받아들이면서 전에 없이 몸을 생생하게 살려낸다. 안데스산맥 위로 펼쳐진 하늘과 이국적인 식물들, 처음 맡아보는 흙냄새 안에서 두 팔 벌리고 하늘을 바라보며 크게 심호흡하는 나를 상상해보라. 사무실 좁은 책상에 앉아 머리 앞 작은 공간만을 인지하고 살던 무딘 몸은 지구 위에 직립하는 순수한 생명체가 되어 옆면, 뒷면, 심지어는 머리 위쪽의 공간과 운이 좋다면 발아래의 감각까지 복원해 현재의 시공간을 생생하게 받아들일 것이다. 이런 경험을 하게 되면 당연히 온몸은 생생하게 살아나고, 억압받고 있던 부분이 해방

되고 면역력과 자가 치유력이 올라간다. 그래서 어떤 이들은 도심에서 겪던 갖가지 알레르기나 잔병들을 낯선 여행지에서 떨쳐버리기도 하는 것이리라.

굳이 안데스산맥까지 가지 않아도 우리는 사계절이 변화무쌍한 하늘 아래 살고 있고, 나를 둘러싼 환경은 시시각각 경이로운 모습을 펼쳐 보이고 있다. 우리의 작은 수고만 보태면 된다. 몸의 뒤편을 인지하는 순간 우리의 삶은 두 배 더 풍성해지고, 우리의 감각은 더욱 실체에 가까워질 것이며, 무엇보다도 당장 숨쉬기가 한결 편안해지는 것을 경험하게 될 것이다. 그러니 이제 공간을 열자. 몸의 뒤쪽 세상도 충분히 만끽해보자.

내가 사는 집: 신체상

✳

내가 사는 집

지금 있는 곳이 숲속이든, 교실이든, 익숙한 내 방이든, 실제로 내가 머무는 곳은 결국 내 '몸'이다. 고유한 나만의 공간이라 할 수 있는 이 이동식 집은 궁극적으로 내가 자라고 생활하고 머무는 최소한의 공간에 다름 아니다.

누구나 자기만의 '신체상身體像'이 있다. 몸이 길쭉한지 동그란지, 무게는 어느 정도인지, 어떤 특징이 있는지 등이 합쳐진 총체적·입체적인 그림이다. 하지만 이 그림은 실제 모습과 다른 경우가 많다. 정확한 수치에 따라 만들어진 상이 아니라 몸이 통과한 경험, 사회적인

61

통념, 개인의 욕구 등이 더해져 주관적으로 완성되었기 때문이다. 신체의 진짜 모습보다 심리적, 정신적 측면이 더 많이 반영되어 있다고도 볼 수 있다. 사실 우리 대부분은 실제 자기 몸과는 좀 다른, 왜곡된 신체상을 가지고 있기도 하다. 특히 몸의 주인이 아동 학대나 성폭행 등 신체적 폭력을 겪은 경우, 그 왜곡의 정도는 더욱 심각할 수밖에 없다.

여기서 문제는, 실재하지 않는 그 왜곡된 신체상이 계속해서 내 몸에 영향을 끼친다는 것이다. 자기가 실제보다 뚱뚱하다고 믿는 사람들은 정말 뚱뚱한 것처럼 몸을 움직인다. 척추가 휘었다고 믿는 사람들은 실제로 자세를 점점 더 구부정하게 만든다. 비대한 몸에 비해 발이 지나치게 작다고 믿는 사람들은 실제로 발바닥의 일부만을 제한적으로 사용하면서 걷고, 몸과 마음을 피곤하고 불안하게 만든다. 내가 생각하는 나의 몸이 실제의 몸을 압도하는 셈이다.

내 몸을 그려보자: 신체 느낌 지도

종이를 펴고 내 몸을 구체적으로 그려보자. 외형뿐만 아니라 몸 안쪽을 채우고 있는 감각, 기억, 심상까지 보태서 그려보자. 뚱뚱한지 말랐는지, 척추는 튼튼한지 유약한지, 허벅지는 물렁물렁한지 단단한지, 배 안을 채우고 있는 내장과 근육은 무엇처럼 느껴지는지, 어깨와 목을 지나는 부분은 단단히 굳어 있는지, 몸의 어느 곳에 열감이 느껴지지는 않는지, 머릿속은 어떤 느낌인지 있는 그대로 종이에 모두 기록하고 담아보자.

몸에 관한 느낌은 삶의 행복에 직접적인 영향을 미친다. 같은 환경에서 사는 사람들이라도 어떤 사람은 자신의 몸이 튼튼하다고 느껴 효과적으로 휴식하고 빠르게 안정을 찾아 사람들과 교류한다. 반면 어떤 사람은 허약하고 허술하다고 느껴 불안정한 상태로 지낸다. 후자의 경우, 에너지의 소진이 빠르고 혼자만의 공간에서 다시 안정을 찾고 싶어하지만, 가장 안락하고 편안해야 할 자기만의 방, 즉 몸 안에서도 여전히 그 불안함을 떨치지 못해 불면의 밤을 보내곤 한다.

타인과 공존하고, 교류하고, 경쟁할 때 내 몸은 나의 유일한 베이스캠프다. 따라서 내가 사는 이 몸이 안전한지, 아름다운지, 부피나 두께, 무게는 어떻게 느껴지는지, 어느 정도로 밝거나 어두운지, 타인이 침범할 수 있는지, 타인이 외부에서 들여다볼 수 있는지 등을 잘 살펴보아야 한다. 이런 정보들은 실제와 완전히 일치하지 않더라도 나의 관념, 신체상으로서 삶의 행불행에 영향을 미치고 관계 맺기의 윤곽을 정해준다.

신체의 느낌 지도를 그리는 방법은 다음과 같다.

몸의 윤곽을 대략 그려놓은 종이와 색연필을 준비하고 편안히 앉는다. 그리고 신체의 부분 부분을 차례로 감지해본다.
먼저 손바닥으로 머리를 감싸고 머리 안쪽의 느낌에 집중한다.

감지되는 느낌, 그로 인해 떠오르는 심상을 색연필을 이용해 질감, 색깔 등이 최대한 유사하게 머리 부분에 그려본다.

손바닥에 느껴지는 감각 외에 문득 떠오르는 기억이나 연상 등이 있다면 글로 보충해 적는다.

같은 방법으로 목, 어깨, 가슴, 배, 등, 다리, 발을 차례로 짚어가며 감지되거나 연상되는 것을 종이에 옮긴다.

이 작업은 놀라운 결과를 보여줄 것이다. 일단 각 신체 부위마다 구체적이고 생생한 감각이 존재한다는 것을 확인할 수 있고, 내 몸에 대해 평소에 가지고 있던 인식도 엿볼 수 있다. 예를 들어, 두 다리는 매우 튼튼하지만 유연하지 못하고, 목은 지나치게 유약해서 머리를 지탱하기 힘들다고 자신도 모르게 생각하고 있었다면 신체 지도에 그대로 드러날 것이다. 또 오래전 일이라 잊고 지냈던 신체 일부분에 얽힌 트라우마가 갑자기 튀어나올 수도 있다. 손바닥이 악어 모양이라거나, 배 안에 생각만 해도 메스꺼운 누런 지방 덩어리가 가득 차 있다거나, 척추가 가느다란 나뭇가지 같아서 힘 있게 설 수 없다는 둥 몸에 대한 부정적인 인식이 표출되기도 한다. 그리고 이 부정적 인식이 정해둔 한계 안에서만 몸을 움직여왔다는 것을 깨닫게 될 것이다.

이 지도를 바탕으로 우리는 성폭력 피해자의 상담을 시작할 수도 있고, 섭식장애 혹은 몸에 대한 강박으로 고통받는 사람들의 집단 프로그램 코칭이나 상담을 해볼 수도 있다. 현재 겪고 있는 관계 문제를

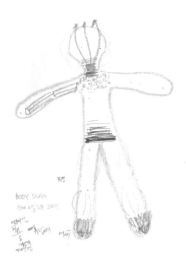

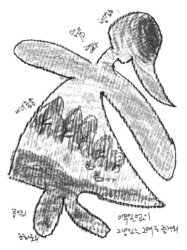

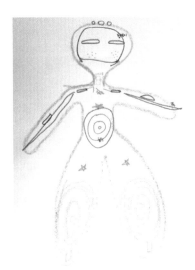

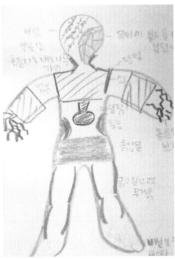

해결할 단서를 찾을 수도 있고, 나를 취약하게 만드는 잘못된 신념들을 적나라하게 마주할 수도 있다. 그 내용이 무엇이든 이 그림은 스스로에 관한 귀한 정보이며, 수치나 도식적 분류가 아닌 이야기와 심상으로 이루어진 생생한 자료이다.

내가 살고 싶은 집

우리가 사는 집, 즉 우리 몸을 리모델링하거나 새로 지어올릴 수는 없을까? 몸의 소리에 귀를 기울이고 신체 지도를 그리면서 내 몸을 구체화했다면 내 몸의 어느 부분이 문제인지, 부정적인 심상이 왜 형성되었는지 등의 정보를 입수할 수 있었을 것이다(좀더 정확하게 파악하기를 원한다면 전문가의 도움을 받고, 동작치유 프로그램에 참여할 필요가 있다). 그렇게 얻어낸 정보를 토대로 내가 '살고 싶은' 집을 짓는 다음 단계에 돌입해보자.

몸의 변화를 실제적으로 이끌어내려면 이루고 싶은 구체적인 상이 필요하다. 갖고 싶은 몸에 대한 생생하고 공감각적인 심상이 있어야 한다. 약하고 쉽게 공격당하는 몸이 첫번째 신체상, 즉 현재의 몸이라면, 탄력 있고 강인하며 빛나는 싱싱한 몸, 즉 미래에 되고 싶은 몸을 두번째 신체상으로 그려야 한다. 신체 느낌 지도를 그렸던 것과 유사한 방식으로, 제한이나 검열 없이 한 장의 그림을 더 그려본다. 몸의 부분 부분 꼼꼼하게 원하는 상태를 떠올리고, 그것을 그림에 반영하자. 이렇게 두번째 신체상까지 그리는 데 성공했다면 첫번째 그림에서 두번째 그림으로 변해가는 과정을 일종의 이야기로 만들어보자. 과학적으로 말이 안 되더라도 괜찮다. 꿈이나 동화, 신화처럼 그 이야기 안에서 말이 되고 자기만의 논리로 설득력을 갖추기만 하면 된다. 내 몸이라는 그림은 결국 나의 경험과 생각, 믿음 등 이미 가지고 있는 재료들을 이용해 완성된다. 스스로가 지닌 스토리텔링 방식으로 자신을 설득할 수만 있다면 그것이 가장 훌륭한 방식이다.

예를 들어보자. 한 내담자는 공기같이 희미하고 존재감 없던 자신의 몸이 시원하고 깨끗한 비를 맞자 물이 되어 가득 채워졌다가, 햇볕에 널어 말리니 싱싱한 고무가 되었다고 말했다. 그러면서 몸이 공기에서 물이 되고 다시 탄력 있는 고무가 되는 과정을 손동작과 표정으로 실감나게 표현해주었다. 우리는 그 이야기를 잘 듣고 이를 몸으로 표현해보았다. 몸의 여러 감각을 최대한 많이 동원하고 점차 움직임의 범위를 넓혀 반복적으로 연습했다. 결국 그것은 동작과 함께 감정도 점차 변해가는 하나의 춤으로 완성되었다. 이후 일상으로 돌아간 내담자는 자신이 함께했던 춤과 그림을 떠올릴 때마다 새로운 신체상의 느낌으로 몇 번이고 돌아갈 수 있었다고 한다. 온몸으로 만들어내는 움직임은 이렇듯 신속하고 강력하게 자기가 원하는 몸을 경험시켜주고, 그러한 몸이 될 수 있도록 꾸준히 신체적·정신적 차원에서 유도해준다.

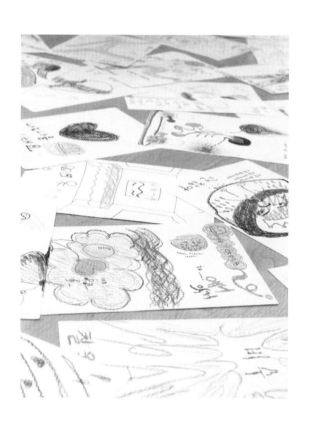

3부

몸으로 돌아가는
여행

여행의 시작: 호흡

✿

멈추지 않는 파도처럼

초고속 경쟁 시대, 성과를 내기 위해 분주한 우리는 몸에서 일어나는 일에 관심을 둘 시간이 없다. 어떤 의미에서 '몸을 떠나' 살고 있는 우리가 어떻게 하면 다시 '몸으로 돌아올 수' 있을까? 무엇을 출발점으로 삼아야 하고 어떤 것을 동력으로 써야 할까? 정답은 바로 우리의 호흡이다. 지금 이 순간에도 우리가 사는 지구의 모든 해변에서는 끊임없이 파도가 들고 나고 있다. 때로는 거칠고 때로는 부드럽게 오가지만 파도는 결코 멈추는 일이 없다. 호흡도 마찬가지다. 호흡은 우리가 살아 있는 내내 멈추지 않으며, 그 자체로 무해하기 그지없는 천

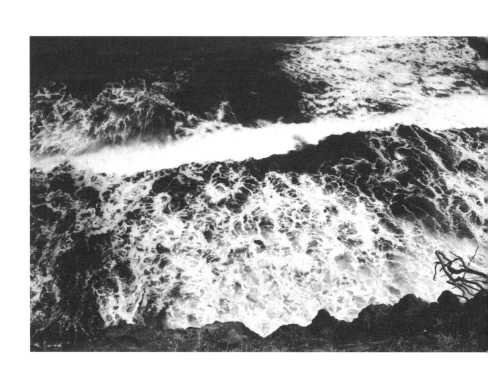

혜의 자원이다. 이제부터 호흡에 기대어 '몸으로 돌아가는 여행'을 시작해보자. 이런 질문으로 시작해보면 어떨까?

"지금 숨 잘 쉬고 있나요?"

호흡 탐색 4단계

호흡의 주기와 방식은 개인마다 모두 다르다. 파도가 해변의 지형과 기후, 날씨에 따라 달라지듯이, 만 명의 사람들에게는 각자의 사연이 담긴 만 가지의 호흡이 있다. 흥미롭게도 호흡은 마치 DNA처럼 그 사람의 성격, 에너지 수준, 반응 패턴 등을 반영하고 있다. 성격이 급하거나 불안정한 사람은 호흡 역시 그러할 것이라고 쉽게 유추할 수 있다. 우리가 일상에서 뭔가에 심하게 놀라 숨쉬기 힘들어하는 사람의 등을 쓸어주는 것도 좀더 편안한 호흡과 정돈된 정서로 유도하기 위해서일 것이다.

호흡 탐색은 몸의 움직임을 관찰한 뒤, 이미지를 연상하고 형상화하여 일련의 이야기를 만드는 과정을 통해서 이루어진다. 호흡을 새로운 시각으로 바라보면 그 안에서 세상을 대하는 우리의 기본적인 태도와 주된 정서, 그리고 근본적인 두려움이나 가치관까지 마주하게 된다. 우리의 호흡에는 이제까지 살아온 세월과 현재 우리의 상태가 담겨 있는 것이다. 호흡 탐색은 전문가의 안내를 받기도 하지만 기본적으로는 개인이 스스로 탐색하고, 이름 붙이며, 알아가는 과정이다. 물론 과학적인 장비들을 이용해서도 호흡을 측정하고 측량할 수 있다. 그러나 심리, 정서, 무의식의 변화를 도모하는 과정에서는 수치화된 자료보다는 개인이 주관적으로 느끼는 감각과 연상이 더욱 중요하다. 몸, 움직임, 그리고 사람과의 관계를 자원으로 삼는 동작치유는 그래서 스스로 호흡을 감지하는 '자가 탐색'과, 짝과 서로 도움을 주고받는 '상호 탐색'을 함께 진행한다. 같은 육체를 가졌지만 나와 닮고도 다른 존재인 상대의 도움을 받아서 호흡 탐색을 시작해보자.

바쁘고 복잡한 생활과 극심한 스트레스로 인해 몸을 오래 떠나 있었던 사람이라면 자기 호흡을 찾거나 감지하는 일이 수월하지 않을 수 있다. 멀리 떠나간 사람은 돌아오는 길도 그만큼 쉽지 않은 것이다. 그래서 아이들도 해내는 아주 단순한 활동, 예를 들어 자기 호흡의 소리를 들어보거나 심장박동을 느껴보는 일이 어떤 성인들에게는 매우 힘들고 어려운 과제이기도 하다. 그러나 몸으로부터 내 삶의 변화와 성장을 이루고자 한다면 호흡과 새롭게 만나는 일은 더할 나위없이 중요하다. 다른 관심사는 잠시 내려놓고 태어나 처음인 것처럼 눈을 감고 자신의 호흡 소리에 귀를 기울여보도록 하자.

1단계: 호흡의 입체 지각—가슴과 배
눕거나 앉은 자세에서 두 손바닥을 가슴과 배에 각각 하나씩 얹는다.

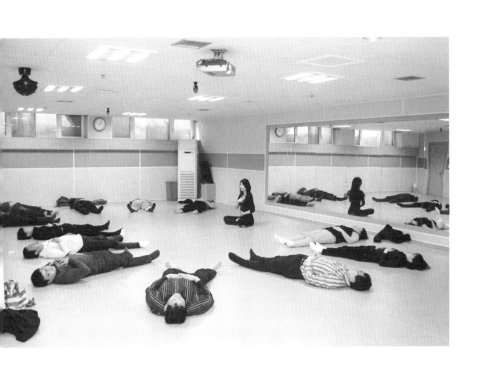

눈을 감은 채 내쉴 수 있는 최대한의 공기를 몸 밖으로 내보낸다.
새로 호흡을 시작하면서 소리나 움직임을 감지한다.
호흡을 지속하면서 안정권에 접어들면 스스로 관찰자가 되어, 있는 그대로의 호흡을 관찰한다.

여기서 관찰해야 할 것은 매우 간단하다. 호흡이 들고 날 때 가슴에 얹은 손과 배에 얹은 손 중 어느 것이 더 많이 움직이는지를 살펴보는 것이다. 이는 호흡을 할 때 나의 몸통 앞면이 어떻게 부풀었다가 가라앉는지, 주로 몸의 어느 부분을 사용해서 호흡하는지를 알기 위한 기본 자료가 될 것이다.

난이도를 따지자면 '하'일 정도로 가장 쉬운 1단계지만 의외로 많은 내담자들이 어려움을 호소한다. 몸에 문제가 있거나 아파서가 아니다. 대부분 너무 많은 일에 시달려서 몸을 돌보지 못했기 때문이다. 이럴 경우, 좀더 충분히 몸을 이완하기 위해 전문가의 개입 및 별도의 연습이 추가될 수 있다.

호흡을 할 때는 복식호흡이 가장 이상적이라 알려져 있지만, 이 단계에서는 바르게 숨쉬려고 노력하기보다는 심리적 차원의 탐색을 위해 평소대로 호흡하는 것이 더 좋다. 그러니 인위적인 노력 없이 평소에 하던 대로 호흡하면서 가슴과 배 중 어떤 부분이 더 많이 들어가고 나오는지를 관찰하고 기록해두기로 하자.

2단계: 들숨과 날숨의 비교

마찬가지로 앉거나 누운 자세에서 자신의 두 손을 각각 가슴과 배에 얹는다.

이번에도 평소와 같은 호흡을 유지하면서 호흡을 바라본다.

호흡이 전반적으로 길고 충분하게 느껴지는가? 아니면 짧고 허덕이는 느낌인가?

들숨과 날숨 중 어느 것이 더 길고 어느 것이 더 짧은가?

이 밖에도 들숨과 날숨 사이에 흐름이 막히는 순간이 있는지, 숨이 멈추는 부분이 있는지, 스타카토처럼 끊어지듯 내쉬지는 않는지 등을 관찰한다. 이 모든 것은 역시 호흡의 리듬과 주기를 적극적으로 향상하는 데 생생한 자료가 될 것이다.

3단계: 등의 호흡 관찰

두 사람(A와 B)이 짝을 짓는다.

A가 앉으면 B는 그 등뒤에 앉아 두 손바닥을 A의 등에 댄다.

A는 어깨를 편안하게 내린 채 눈을 감고, B의 손길에 놀란 호흡이 평소와 같아지도록 기다린다.

B는 상대 등의 움직임을 손바닥으로 느끼면서 고요하고 편안하게 지켜본다. 너무 집중한 나머지 힘을 주어 상대를 누르지 않도록 유의한다.

11자 모양으로 손바닥을 대고 있다가 그다음에는 견갑골과 등허리 부분에 등호 모양으로 손을 배치하고 관찰한다.

A가 숨을 들이쉬고 내쉴 때 손바닥에 전해오는 미세한 움직임을 마음을 비우고 있는 그대로 관찰하고, 가능하다면 그 호흡을 따라가본다.

서로 역할을 바꾸어 똑같이 해본다.

등에 댄 두 손바닥은 다양한 방식으로 움직일 것이다. 1, 2밀리미터의 미세한 움직임이므로 B가 긴장하고 불안한 상태라면 감지하지 못할 가능성도 크다. 그러니 되도록 B 역시 어깨를 편안하게 내려놓고 편안한 자세로 호흡을 관찰해보자. A의 호흡에 따라 두 손이 다양하게 움직이는 것을 관찰할 수 있다. 예를 들면 11자 모양으로 견갑골에 댄 두 손이 호흡에 따라 B 쪽으로 가까워졌다가 멀어지기를 반복하기도 한다. 혹은 접혔던 날개가 펴지기라도 하듯이 11자로 댄 두 손바닥의 아래쪽만 좌우로 넓게 벌어졌다가 제자리로 돌아오는 움직임도 자주 보이는 호흡 방식이다. 혹은 힘겹게 어깨를 들어올리는 방식으로 호흡하는 사람도 있는데, 숨을 들이쉴 때마다 두 손이 어깨 쪽으로 끌려 올라가는 양상을 보인다.

이렇게 3~5분 정도 관찰한 것을 A에게 생생하게 말로 전달해서 A가 자신의 등 모습을 상상할 수 있도록 돕는다. 이 활동은 물론 A를 위해 고안된 것이지만, 사실은 뒤에서 호흡을 관찰한 B에게도 매우 좋

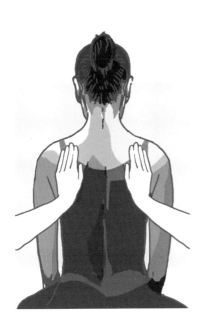 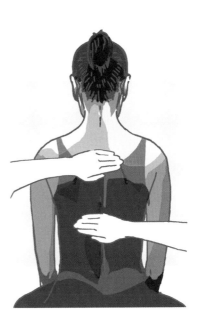

은 영향을 미친다. 호흡이라는 경이로운 생명의 활동에 대한 평화로운 목격과 고찰의 시간이 되기도 하고, 무엇보다 일종의 명상과 같은 상태에 접어들게 되기도 한다. 참여했던 많은 사람이 이 활동의 경이로움에 대해서 눈을 반짝이며 말로 충분히 표현되지 않는다고 토로했던 기억이 난다. 어떤 경험들은 말을 능가하기도 한다. 특히 몸으로 체험하고 무의식 차원의 변화를 겪은 경험들은 더욱 그러할 것이니 충분히 이해할 수 있는 반응이다.

A는 스스로 관찰한 몸 앞쪽의 호흡 모습과 B에게 전해 들은 뒤쪽의 모습을 종합하여, 호흡할 때 몸통이 전체적으로 어떤 모양으로 움직이는지 입체적으로 상상할 수 있게 된다. 이는 태어나 처음으로 누군가가 자신의 호흡을 대가 없이 열심히 지켜봐준 경험이자, 호흡에 대해 입체적으로 지각해보는 최초의 경험이다. 입체적으로 상상한 모습을 떠올리면서 몇 회 호흡을 더 해보자. 그리고 그것을 과장해서 두 팔로 표현해보자. 동작치유 전문가의 도움을 받는다면 하나의 현대무용과 같은 춤동작으로 만들어낼 수도 있다. 이제는 무의식의 도움을 받을 차례다. 그렇게 얻은 동작을 스스로 경험하고 관찰하며, 무엇이 연상되는지, 혹은 어떤 기억이 떠오르는지 탐색하자. 대부분의 경우 이 단계에서 자신에게 큰 도움이 되는 깊은 통찰을 얻고, 그에 대해 일종의 충격을 받은 듯한 멍한 표정으로 "맞네요. 정말 제가 그랬어요. 그래서 이렇게 호흡하고 있었나봐요"라는 고백을 하기도 한다. 이렇게 스스로 몸을 통해 목격하고 체험하면서 얻은 성찰은 그 어떤

외부의 조언이나 분석보다 강렬한 힘을 갖는다.

처음에는 가슴이랑 배에 손을 대고 있어도 호흡을 잘 못 찾겠더라고요. 내가 숨을 안 쉬고 있나 싶을 정도로. 그런데 눈 감고 조금 시간이 지나니까 약간 알겠더라고요. 숨쉬는 게 느껴지더라고요. 기분 좋았어요. 아, 내가 숨쉬는 게 이렇구나. 처음이죠, 내가 숨쉬는 소리를 듣는 건. 신기했어요. 보니까 제가 일단 들숨이 짧고, 날숨이 더 길더라구요. 그게 어떤 거냐면 이렇게 "헉" 하는 느낌으로 한 번에 숨을 확 들이마신 다음에 잠깐 멈추고 내쉴 때는 끊어서 후, 후, 후, 이런 느낌으로 (⋯) 뒤에서 짝이 손을 대줄 때 처음에는 잠깐 어색했는데 그다음에는 등도 따뜻해지고 좋았어요. 짝 말로는 제가 숨을 들이마실 때 어깨가 이렇게 올라가고, 그게 좀 힘들어 보인다고, 힘겨워 보인다고 했던 게 기억이 나요. 저는 이게 좀 마음에 걸렸어요. 내쉴 때 왜 끊기는지, 뭐랄까 힘이 달리는 느낌? 그리고 다시 또 급하게 훅 들이마시고. 마지막에 자기가 어떻게 숨을 쉬나 앞이랑 옆이랑 뒤랑 다 지켜본 다음에 움직이는 거 종합해서 그걸 과장해보라고 하셨잖아요. 그래서 해봤거든요. 그런데 어떤 생각이 들었냐면 음⋯⋯ 흐느끼는 거, 뭔가 무서운 거 보고 헉 하고 놀란 다음에 흑흑 소리 내면서 숨어서 우는 거? (잠시 침묵) 아무튼 그런 게 연상되었어요. 그런 내가 좀 슬프고. 어릴 때의 일들이랑 요즘 힘든 거 그런 거 생각도 나고,

(눈물) 그런데 버티고 있는 내가 좀 서러운 기분도 들고.

—동작치유 후기 중에서(26세 여성, 대학원생)

이 성찰은 때로는 안으로부터 차오르는 뜨거운 위로와 공감이고, 때로는 자신에 대한 오랜 궁금증을 해소하는 희열의 순간이기도 하다. 그러나 설혹 성에 차는 해석을 얻지 못했을지라도 이 모든 과정 자체가 하나하나 몸에 자산이 되고 마음에 영양분을 공급하는 소중한 경험이 되었을 것이라는 데에는 의심의 여지가 없다. 자신의 호흡을 누군가 긴 시간 집중해서 지켜봐주고, 관심을 가지고 묘사하며 같이 해석해보는 과정에서 이미 참가자들은 치유와 회복이 되고 있다. 소중한 사람이 있다면 함께 시도해보도록 하자.

4단계: 복식호흡 보완—옆구리

앉거나 선 자세 둘 다 가능하다. 손바닥을 펼쳐서 허리에 파스를 붙이듯이 자기 양쪽 옆구리를 덮는다.

손바닥으로 허리 부분을 부드럽게 감싼 뒤 눈을 감고 몸 안의 숨을 모조리 밖으로 뱉는다.

인위적으로, 숨을 들이쉴 때에는 옆구리가 부풀고, 숨을 내쉴 때에는 옆구리가 가라앉도록 만들어본다.

몸을 뒤척여도 좋고 호흡이 부자연스러워도 괜찮다. 쉽지 않지만 재미있는 작업이 될 것이다. 다만 호흡을 할 때에는 생소한 연습으로 인한 긴장으로 과호흡하지 않도록 하자. 숨을 내쉴 때 꼭 충분히 끝까지 내쉬어, 어지러워지는 현상을 방지하도록 한다.

복식호흡의 효과와 중요성은 아무리 강조해도 지나치지 않다. 이를 통해 얻을 수 있는 신체적 효능은 셀 수 없이 많이 알려져 있다. 충분한 산소의 공급을 통한 신체 각 기관의 활성화, 바른 자세 유도, 최근 들어서는 체중 감량 효과에 이르기까지 많은 장점과 쓰임이 보고되고 있다. 다만 여기에서 복식호흡을 연습할 때 놓치기 쉬운 작은 부분을 재미있는 활동을 통해 보완해보려고 한다. 복식호흡을 하라고 하면 많은 경우에 인위적으로 배만 뽈록하게 부풀린다. 그러나 몸통의 다른 부분들은 마치 잠들어 있는 듯 비활성화 상태로 두고 배만 내밀어 부풀리는 것은 좋지 않다. 척추에 지속적인 영향을 끼칠 수도 있고, 충분한 폐활량을 확보하기도 어렵다. 이때 도움이 되는 것이 바로 이 옆구리 점검이다. 호흡을 할 때에는 몸의 모든 부분이 참여해야 한다. 이 연습은 몸통 전체가 관여하는 통합된 복식호흡에 도움을 주고, 비활성화되어 있던 부분을 깨우는 데에도 효과적이어서 이후에 진행할 다양한 동작치유 기법들의 워밍업으로 매우 추천할 만하다.

호흡의 4단계를 잘 마쳤다면, 내면으로의 여행을 위한 준비가 어느 정도 다 되었다고 볼 수 있다. 멈출 수 없는 생의 증거이자 온몸에 일렁이는 파도와 같은 호흡의 도움을 받아서 우리는 몸의 구석구석을 깨웠고, 또한 그동안 외부로만 향했던 감각과 관심이 다시 몸을 향할 수 있도록 도왔다. 앞으로 이어질 모든 기법들도 바로 이 호흡을 바탕으로 이루어지며, 호흡 없이는 어떤 것도 가능하지 않다. 일상을 살아가면서 치유나 회복을 도모하거나 어려움에 맞닥뜨리거나 삶의 다른 차원으로 돌입하고자 할 때 언제든 우리는 호흡에 주목하고, 거기에서부터 새롭게 출발해야 한다. 이제는 이러한 호흡을 바탕으로 움직임의 세계로 들어가보도록 하자.

경계에서 나를 외치다: 스킨십

태초에 접촉이 있었다

세상에 갓 태어난 아기는 빛덩어리와 같다. 내부에 충동이 일렁이
는 이드id, 프로이트의 정신분석학 용어, 인간 정신의 밑바닥에 있는 원시적·동물적·본능적 요소
를 뜻한다 그 자체이다. 충동이 발생하는 순간 바로 몸을 통해 발산한다.
꿈틀거리고 하품하고 울고 배냇짓하는 아기는 살아 있는 생명체로서
외부의 자극에 정직하게 반응한다. 그러나 아기는 아직 어디서부터
어디까지가 자신의 몸인지 잘 알지 못한다.

이때 나의 '존재'를 구원처럼 깨닫게 해주는 사건이 일어나는데 바
로 '타인과의 접촉'이다. 미지의 영역에서 무언가가 나에게 와닿을 때,

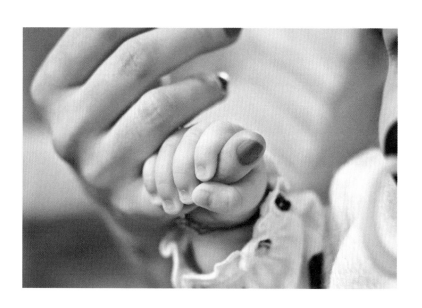

비로소 우리는 '나'라는 우주가 무한대가 아니라 타인과 맞닿은 곳 언저리에서 끝난다는 것을 알게 된다. 그리고 또다른 우주가 그곳에서 시작된다는 사실도. 이렇게 자기와 세계를 구별해주고, 자기를 최초로 인지하게 하는 것이 바로 '스킨십'이다.

나와 타인이 맞닿는 경이로운 현장에서는 실제로 어떤 일이 일어날까? 아기의 손이 더듬더듬 엄마 젖에 닿으면 엄마는 기다렸다는 듯 아기를 힘껏 자기 쪽으로 당겨 안는다. 낯선 사람이 몸을 두드리면 우리는 놀라면서 그를 밀어낸다. 타인과 접촉하는 순간, 이렇게 나와 상대방은 서로 '힘의 교환'을 경험하게 된다.

안아주거나 밀어내거나

누군가가 쓰다듬어줄 때 우리는 무엇을 경험하게 될까? 쓰다듬는 손의 크기와 그 안에서 느껴지는 힘, 쓰다듬는 속도와 리듬, 이 모든 것이 짧은 순간 내 몸을 통해 전해진다. 접촉의 순간은 평생 지속될 세상에 대한 총체적인 인상이 결정되는 때이기도 하다. 접촉을 통해 만들어진 인상은 내 머릿속에 밑그림처럼 깔린 채, 새로운 사람, 상황, 운명 등과 맞닥뜨릴 때마다 전제되고 참조되고 강화된다. 세상은 호의적으로 내 존재를 받아들여줄까? 어느 정도 적대적일까? 나를 밀어내지는 않을까?

그런데 나를 밀어내는 상황만큼이나 나쁜 상황이 있다. 바로 나의 접촉에 반응이 없는 상황이다. 다가가 만져도 마치 문짝이라도 민 것처럼 힘없이 밀리기만 하고, 생명체가 응당 보여야 할 반응이 없는 상황. 이러한 경험이 반복되면 몸에 각인되어 스스로에 대한 존재감이 낮아지고 상대와의 소통을 기대하지 않게 된다.

사람들의 일상적 스킨십을 한번 돌아보자. 어떻게 아이를 쓰다듬는지, 위험에 다가가는 아이를 얼마나 빠른 속도로 잡아채는지, 사랑하는 이의 손을 어떤 리듬으로 잡았는지, 따뜻한 포옹에 어느 정도의 힘으로 화답했는지…… 나의 존재가 끝나고 타인의 존재가 시작되는 그 경계에서 우리는 태어나고 소통한다. 그 순간을 통해 끊임없이 세상과 나의 관계를 재정의하고, 자신의 존재감을 확인한다.

스킨십은 항상 치유적일까?

스킨십은 때로 두려운 형태로 나타나는데 그것이 바로 폭력이다. 유아원에서 만났던 한 여자아이는 방치된 채 양육되어 스킨십을 충분히 받지 못하자 또래나 교사를 때리는 방식으로 스킨십을 획득했다. 그 아이에게는 폭력이 유일하게 타인과 닿을 수 있고 타인의 관심을 얻어낼 수 있는 방식이었으므로, 상대를 주먹으로 때리고 온몸을 내던지면서도 아이는 만족스럽게 웃고 있었다. 순간의 아픔보다 무관심이 더 참을 수 없었던지, 상대가 화를 내고 주먹으로 되갚아줘도 아랑곳하지 않고 종일 아무 이유 없이 상대를 도발하곤 했다. 대부분의 아동은 이렇게 폭력을 통해서라도 사람들의 반응을 얻어내, 소외와 무관심의 암실에서 탈출하고자 한다.

　어른도 마찬가지다. 어른은 어린 시절 보살핌을 받았던 몸의 경험과 기억을 자산으로 지니고 있다가, 자존감이 낮아지거나 자기 확신이 필요한 순간에 꺼내와 사용한다.

약이 되는 스킨십

　안전하고 규칙이 있는 스킨십은 언제나 우리를 치유해준다. 대가를 바라지 않고 몸을 대상화하지 않는 스킨십은 나를 더 건강하게 한다. 인간과 인간이 나누는 정돈되고 정제된 스킨십을 통해 우리는 인간이라는 존재에 믿음과 호의를 갖게 된다. 따라서 이 같은 경험이 없는 몸은 사람에 대한 신뢰감이 낮고 착취적인 관계에 쉽게 노출되며 자기애를 가지기 힘들다.

　오늘은 여고생 열 명과 동작치유 수업을 했다. 이 아이들은 각 학교의 일명 '문제아'로, 폭력, 절도, 가출 등의 문제로 보호관찰소에 들어와 있었다. 아이들은 마치 서로를 인정한다는 듯 별다른 교류 없이 거리를 유지하면서 점잖게 움직였다. 다른 사람의 개인적인 공간을 침범하는 일이 별로 없었다. 또래 학생들의 일반적인 움직임을 생각할 때 이런 태도는 매우 이례적이고 흥미로웠다.

내 안내에 따라 아이들은 둘씩 짝을 지었다. 한 사람은 편안하게 눈을 감고 바닥에 눕고 다른 한 사람은 자기 손바닥의 체온을 상대방의 몸 곳곳에 전하는 몸 깨우기 과정부터 시작했다. 두 손을 청결하고 따뜻하게 한 뒤 관자놀이에 5분, 쇄골에 5분, 이런 식으로 몸 열 군데에 손을 대고 차분하게 체온을 전하는 것이었다. 30분 정도 시간이 흐르자 믿을 수 없는 일이 벌어졌다. 시간은 멈춘 듯했고, 아이들은 짜증나거나 지루한 기색 없이 상대방을 편안한 눈으로 바라보고 있었다. 아이들은 손바닥을 댄 부분에 호흡이 들고 나는 모습을 신기한 듯 바라보았다. 같은 자세로 가만히 있기가 불편할 법도 한데, 단 한 명도 불평하지 않았다. 짝의 체온을 받으며 누워 있던 아이들은 얼핏 잠이 들기도 했다. 아이들은 '체온이 스며드는 게 무척 따뜻했다'거나 '손이 잠시 내 몸에서 떨어졌을 때는 서운했고 얼른 손이 다시 돌아왔으면 좋겠다고 생각했다' '왠지 친해진 것 같아서 어색하다'는 등의 이야기를 전해주었다. 아이들의 얼굴에서 더없이 평화롭고 온화한 기색이 엿보였다. 그뒤로 수업은 전과는 다른 양상으로 접어들었다.

—필자의 치유 일지 중에서

어른의 스킨십이라고 해서 언제나 성애적이지는 않다. 그런데 역설적이게도 진심 어린 스킨십은 섹스 이상의 성애적 만족감과 즐거움을 선사한다. 아끼고 사랑하는 상대를 위로하고 싶을 때, 내 진심을 전하고 싶을 때, 함께 있는 기쁨을 표현하고 싶을 때 우리는 그 감정을 어떻게 표현하는가? 마음을 있는 그대로 전달하는 데 익숙하지 않아서 과장된 몸짓이나 우스갯소리로 발산해버리진 않는가? 정돈된 스킨십으로 내 마음을 표현하기가 어색하다면 이렇게 한번 해보자.

호흡을 가다듬고 이완하여 차분하고 정제된 상태가 된 것을 확인한 후에 상대를 마주하자.
마주보고 있는 상태에서 눈뿐 아니라 몸 전체를 사용해 상대의 존재를 감지한다.
두 팔로 상대를 감싸 안거나, 손으로 등을 가만히 도닥이거나, 손을 내밀어 상대방의 손에 깍지를 끼고 꼭 잡는다. (상대를 안을 경우, 쑥스러운 마음에 상대를 마구 두드리거나 불필요한 말이나 웃음으로 방어하지 않도록 유의한다. 너무 세게 안거나 흔들지 말고 체온이 전달되도록 가만히 접촉 상태를 유지한다.)
상대방과 접촉한 부위에서 일어나는 변화와 느낌을 관찰하고 이때 내 마음의 변화도 함께 살펴보도록 한다.

머릿속 생각들은 잠시 내버려두고, 어깨에서 긴장을 덜어낸 채 나

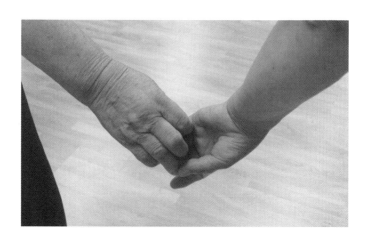

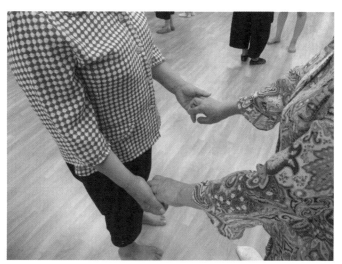

와 상대방의 접촉에만 모든 신경을 집중해보자. 마치 그것이 세상에서 가장 중요한 일인 듯이. 사실 우리는 이러한 교감의 순간을 맞이하기 위해 그토록 열심히 사람을 만나고 표현하고 행동하는 것이다.

셀프 터치와 셀프 허그

동작치유 수업 중에 많이 관찰되는 움직임 중 하나는 두 팔로 자기 스스로를 감싸 안는 '셀프 허그self hug' 동작이다. 수업 막바지에 이르면 스스로를 위로하고 수고한 자신을 도닥이는 의미로 이 동작을 사용하기도 하는데, 내담자들은 자신도 모르게 그 동작에 이르곤 한다. 처음에는 마치 아이를 안고 어르는 듯한 동작을 하다가 결국 팔을 좀 더 가까이 당겨 스스로를 안고는 좌우로 가만히 몸을 흔든다. 우리가 양육자나 애인 등 타인의 도움을 통해 궁극적으로 얻고자 하는 것이 바로 이런 순환적인 자기 돌봄의 감정이다. 약한 사람을 돕거나 아이를 돌보거나 타인에게 사랑을 전하고 나면 우리는 마음의 안정을 되찾게 된다. 그러니 이런 동작으로 스스로에게 돌봄과 사랑을 줄 수 있다면 안정되고 힘 있는 나 자신을 느낄 수 있을 것이다.

'셀프 터치self touch' 역시 마찬가지다. 눈을 감고 두 손바닥을 가만히 자기 머리, 눈, 코, 입, 뺨, 목, 어깨, 가슴, 배 등에 대며 내려와보자. 눈을 감고도 내 몸을 그릴 수 있을 정도로 생생하게 각 부분을 느껴보

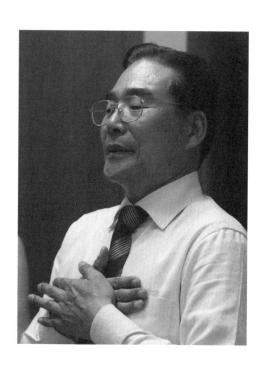

자. 자기 자신과 셀프 터치의 시간을 가지면, 내가 무사히 존재한다는 안도감과 함께 스스로에 대한 애정과 관심이 피어난다. 이런 시간은 아무리 길어도 전혀 아깝지 않다.

거울 동작: 왼쪽 몸의 재능을 찾아서

관성화된 움직임을 바꾸자

삶이 지루하고, 자신은 도통 변화하지 않는다고 느껴지는 순간이 있다. 관성화된 삶을 생기 있고 새로운 것으로 바꿀 수 있다면 얼마나 좋을까? 익숙한 모든 것들을 태어나 처음 보는 것처럼 호기심 어린 시선으로 다시 바라보게 하고, 당연하기만 한 내 몸에 작은 혁명을 가져다줄 방법을 찾아보자.

오른손잡이들은 왼손에 비해 오른손을 혹사하기 마련이다. 자신을 한번 돌아보자. 몸의 한쪽만 지나치게 혹사하고 있지는 않은가? 앉거나 서서 하는 일상적인 노동의 대부분을 혹시 오른팔, 오른손, 오른쪽 손가락에만 의지하고 있지는 않나? 균등한 교차 동작처럼 보이는 '걷기'에도 주로 쓰이는 발이 따로 있다. 사람들의 걸음걸이를 주의깊게 살펴보면 먼저 내디뎌 자리를 잡은 후 스스로 버팀목이 되어 몸의 나머지 부분을 옮겨오는 발이 있음을 발견하게 된다. 일반적으로 오른손잡이의 경우 대부분 오른쪽 다리가 그 역할을 한다고 한다. 얼굴 역시 마찬가지다. 두 눈 가운데 어느 한쪽 눈이 주시안이 되어 다른 눈보다 먼저 초점을 잡고 좀더 주체적으로 시각 정보를 받아들이는 과도한 노동을 하고 있다.

이렇게 불균등하게 역할이 집중되는 것은 어쩔 수 없는 일일까? 하지만 오른손도 처음엔 서툰 왼손과 다를 바 없었을 것이다. 부단한 노력과 잘될 것이라는 당연한 믿음 속에서 수많은 반복 연습 끝에 어느덧 젓가락질과 가위질에 능숙해졌을 뿐이다. 우리 몸의 모든 부위가 애초에 고른 잠재력을 타고났을 거라 가정한다면, 이렇게 한쪽은 혹사당하고 다른 한쪽은 그 기능을 제대로 발휘해보지도 못하고 생을 마감하는 것은 뭔가 이치에 닿지 않는다. 이런 사정을 알 리 없는 몸의 주인은 반복적이고 지나친 신체 노동으로 항상 피곤해하고 지쳐 있다. 심지어 지나친 반복 동작으로 관절이 상하거나 부상에 이르기도 한다. 이런 와중에도 신체의 많은 부위가 반대 부위와 동일한 잠재력을 가졌음에도 기회 한 번 얻지 못한 채 보조적인 위치에 머무르고 만다. 몸의 모든 부분은 평등하다. 잘나고 못난 구별이 없다. 다만 우리의 의식이 어느 정도로 관심을 두고 공을 들였는지에 따른 결과의 차이가 있을 뿐이다.

　사실 우리 몸이 하는 거의 모든 일들은 신체의 다른 부위도 수행할 수 있다. 우리는 이미 발가락으로 붓을 잡는 유명한 화가들을 알고 있고, 일시적인 부상으로 신체의 한 부분을 쓸 수 없을 때 어떻게 몸의 다른 부분이 창의적으로 협력하면서 그 역할을 대체하는지 경험을 통해 알고 있다. 그렇다면 몸의 몇몇 부분에만 집중되고 편향된, 관성화된 움직임을 변화시켜보면 어떨까? 특정 신체 부위를 고장나게 하고 심신의 피로를 불러일으키는 이 상황을 바꿔보면 어떨까?

자세가 바뀌면 내면도 달라진다

　우리가 신체의 양쪽을 번갈아 쓰지 않고 한쪽만 반복적으로 사용하면 척추와 골반의 균형이 깨진다. 나아가서는 좌우 근육, 위장, 신경에까지 연쇄적으로 악영향을 미칠 수도 있다. 게다가 물리적 측면에만 악영향이 미치는 것이 아니라 심리적 편향과 관계의 고착을 야기하는 경우가 많다.

　사실 긴장과 이완을 적절히 유지하고, 좌우 균형이 훌륭하며, 전신에 안정감이 깃든 사람은 흔하지 않다. 누구나 자기만의 특유한 자세가 있고, 그 일관된 자세로 세상과 소통한다. 어쩌면 자세란 긴 세월 동안 사람과 세상을 대하면서 떠오르는 생각이나 관념을 몸으로 표현해온 언어일지도 모른다. 삶에 대한 태도, 세상에 대한 자세를 신체적 정렬로 표현하고 유지하고 있는 셈이다.

과거 인간관계에서 받은 상처가 아물지 않아 사람들과 어울리는 것을 내켜하지 않고, 사람들 역시 자신을 좋아하지 않는 것 같다고 여기던 내담자가 있었다. 그는 입시마저 연이어 실패하는 바람에 자존감이 지독하게도 낮아진 상태였고, 타인에 대한 막연한 분노와 경계가 자라나 있었다. 대화할 때 그는 보통 입 한쪽을 추켜올리고 있었고, 상대방을 바라볼 때도 한쪽 어깨를 올리고 웅크린 자세를 취했다. 이야기를 들을 때나 어떤 생각에 골똘히 빠져 있을 때도 순간순간 그런 자세와 표정이 선명하게 나타났다. 서 있을 때도 상대와 마주한다기보다는 뒤로 물러나 흘끔거리는 듯한 인상을 주었다. 왼쪽 어깨를 뒤로 향한 채 살짝 뒤쪽을 디딘 왼발에 체중을 싣고 있어 마치 뒤로 움직이려는 듯 보였다. 마주하고 있어도 마주본다는 느낌을 받기 어려웠다.

우리는 먼저 그가 서 있는 자세를 머리끝에서 발끝까지 훑어내려가며 함께 살펴보는 작업을 시도했다. 거울로 확인하기도 하고, 서로 거울이 되어주기도 하면서 균형이 틀어진 자세를 샅샅이 탐색했다. 그러고는 그 자세를 정확하게 반대로 취해보기로 했다. 그는 쓰지 않던 근육과 관절을 동원하느라 애를 먹었지만 거울의 도움을 받아 정반대로 자세를 취하는 데 성공했다. 그 상태를 유지하면서 상대와 대화를 나누고 상황을 재현해보았다. 그리고 그에게 혹시 이전과 다른

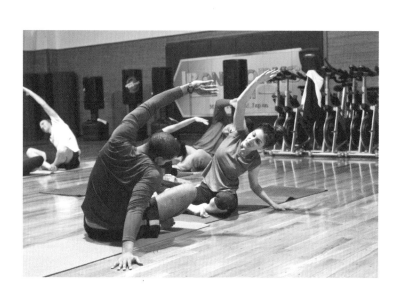

점이 느껴지는지 물어보았다. 결과는 희망적이었다.

신체를 새롭게 정렬하면 기분도 달라지고, 세상을 대하는 태도도 달라진다. 이러한 사실은, 고착된 자세가 바로 마음을 유지하고 스스로에게 각인해 타인에게 전달하는 매개체였다는 사실을 확인시켜준다. 이제 고착된 자세에서 벗어나 정반대의 자세를 한번 경험해보자. 극과 극의 자세를 모두 경험하고 나면, 어떤 자세가 가장 자기답고 편안한지 좀더 명확해진다.

거울 동작으로 반대편 몸의 재능을 발견하라

앞서 자세의 좌우 대칭을 경험했다. 이제 움직임의 대칭을 경험해보자. 고착된 패턴의 움직임을 정확히 반대로 해보면서 움직임의 양극성을 모두 경험해보는 것이다. 그동안 주목받지 못했던 신체 부분을 새로운 주인공으로 삼으면, 어떤 변화가 일어날까?

평소 주로 사용하는 쪽의 반대쪽을 활성화하는 가장 간단한 방법은 마치 거울 속의 자신을 보듯 익숙한 몇몇 동작들을 좌우를 바꿔서 똑같이 해보는 것이다. 평소에 깨어 있는 동안 가장 오래 또는 자주 하는 동작, 몸에 가장 큰 무리를 주는 동작이 있다면 그 동작을 활용하는 것도 좋다. 이는 생각보다 더 흥미진진하고 놀라운 경험이 될 것이다. 아래에서 제시하는 동작들 중 끌리는 것을 골라 한번 시도해보자.

반대쪽 손으로 글씨 쓰기, 그림 그리기, 양치질하기
반대쪽 발부터 디디며 걷기, 계단 오르기
평소와 반대 방향으로 잠자리에서 몸을 일으키기
잘 쓰지 않는 손가락으로 컴퓨터 자판 두드리기
반대쪽 손으로 테니스채나 배드민턴채 휘두르기
반대쪽 발로 공 차기
신발이나 양말을 신을 때 반대쪽 발부터 신어보기
반대쪽 손으로 문이나 냉장고 열기
책을 잡고 책장을 넘기는 손을 서로 바꿔보기
친구나 애인과 평소와 다른 편에서 걷거나 앉기
서 있는 자세에서 체중이 어느 발에 더 실리는지 확인한 뒤, 반대
쪽 다리에 체중 싣기

모든 동작을 천천히 하도록 주의하자. 부지불식간에 움직이지 말고, 내가 모든 동작의 목격자가 되도록 하는 게 더욱 효과적이다. 단순한 동작을 바꾸어 해내는 데 익숙해졌다면 이제 상황에 따른 동작을 거울처럼 반대 방향으로 실행해보자. 컵을 집어 물을 따라 마신 뒤, 양손을 바꾸어 같은 동작을 다시 해본다. 또 대화할 때 감정을 표현하며 취한 제스처를 반대로 다시 해본다. 거울 동작이 익숙해지고 동작을

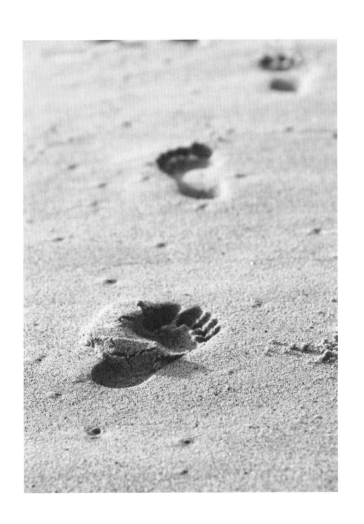

스스로 충분히 관찰할 수 있을 때까지 계속 연습해보자. 이 모든 것을 움직임 명상을 하듯, 느리게 주의를 기울여 해보는 것이 중요하다.

거울 동작을 연습하는 것은 세상을 이전과 다르게 경험하는, 쉽고도 흥미로운 지름길이다. 기존의 고착된 움직임 때문에 그 안에서만 표현하고 기능하던 몸이 움직임의 지평을 넓히면서 새로운 표현과 기능을 익히게 될 것이다. 왼쪽 어깨를 올린 채 오른손을 무심하게 혹사하던 사람이라면, 이제 오른쪽 어깨를 올린 채 왼손을 사용해보자. 사람들과 대화하거나 일을 할 때 이전과 다른 패턴을 사용하는 자신을 발견하게 될 것이다. 이전과 다른 각도로 사물이나 공간, 사람을 보게 될 것이고 새로운 표정과 동작, 말투를 사용하게 된다. 이러한 변화는 인간관계에도 영향을 미친다. 새로운 관계를 맺게 되거나 일상적 관계가 새로운 차원으로 진입하게 될 수도 있다. 당연하고 지겨운 일상의 반복을 이런 시도를 통해 새롭게 되살려내는 것이다.

마치 걸음마를 연습하는 아이처럼 몸을 낯설고 새롭게 바라보며 그 기능을 연습하고 그 움직임에 감탄해보자. 등에 우리가 돌보지 못했던 감정들이 축적되어 있었듯이, 거의 사용하지 않는 몸의 반대편에도 역시 우리의 무의식, 개발되지 않은 능력 등이 발견될 날을 기다리며 담겨 있다. 마치 신대륙을 걷듯 몸의 곳곳을 조명하고 새롭게 살려내자. 새롭게 달라진 자세와 움직임은 물리적인 차원의 건강을 가져다줄 뿐만 아니라, 습관적인 분노 같은 묵은 감정이나 반응 양식에서 우리를 해방시켜줄 것이다.

언제 어디서나 움직임 명상

멈춤은 명상의 시작이다

명상이란 기본적으로 '스스로를 있는 그대로 바라보는 것'이다. 마음 풍경을 있는 그대로 바라보기, 분노가 폭풍처럼 일었다가 모든 것을 집어삼키고는 때가 되어 사라지는 것을 덤덤히 바라보기, 슬픔이 밀물처럼 차올랐다가 그 소임을 다하고 다시 썰물처럼 쓸려 내려가는 것을 바라보기…… 그러나 이 활동은 말처럼 간단하지 않다.

우리가 가장 먼저 해야 할 일은 바로 '멈추기'다. 멈추어 서고 나면 비로소 내 안과 밖의 정동이 명료하게 감지되기 시작한다. 모든 판단과 의지를 그 자리에 놓아두고 마치 녹화하듯 순수하게 지켜본다.

그러면 바로 명상의 출발선상에 선 것이다. 자신이 속한 시공간을 가장 생생하게 만끽할 수 있는 수단이 바로 명상이다. 명상이 시작되면 스스로에 대한 판단과 비난이 있던 자리에 수용과 이해, 그리고 자가 치유의 기운이 스며들 것이다.

이제 우리는 비교적 정적이라 할 수 있는 기존의 명상과는 조금 다른 방식인 '움직임 명상'을 연습해볼 것이다. 이를 통해서 신체 자아를 입체적으로 자각하고, 몸의 관절 하나하나에서 일어나는 모든 크고 작은 사건들을 몸의 주인으로서 생생히 인지해보기를 바란다. 진지한 수련이지만 짜릿하고 흥미진진한 놀이처럼 느껴질지도 모른다.

움직임 명상 준비하기

아래 제시되는 움직임을 하나씩 따라 해보자.

1단계
그대로 멈추고 자세를 재구성한다.

이 글을 읽는 지금, 그대로 멈춰라. 그리고 눈을 감고 자기가 어떤 자세로 있는지 발끝부터 머리끝까지 구성해보자. 내면의 초점을 통해 발끝부터 위로 차례로 훑고 올라오며 발 모양, 무릎 각도, 팔 높낮이, 몸의 기울기 등을 하나하나 세세하게 새로 빚어내보자. 마치 아무 것도 없던 곳에 내면의 초점이 지나가며 몸을 빚어낸다고 상상해보자. 도움이 되는 심상을 동원해서 최대한 실제 나의 몸과 유사한 인체상을 마음속에 완성하는 것이다. 귀를 빚어낼 수 있나? 표정을 보지 않고도 그려낼 수 있나? 손가락 배열은 어떤가? 상세할수록, 생생할수록 좋다. 그리하여 마치 제3자가 입체적으로 나를 바라보듯 작업을 완성해본다. 이 과정은 몸을 떠나 생각과 감정에만 치중해 있던 나 스스로를 다시 몸 안으로 불러들일 것이다. 간단하지만 몸으로 돌아오는 가장 강력한 방식이자, 명상 활동이다.

2단계
바닥에 눕거나 앉는다.
할 수 있는 한 천천히 몸을 일으킨다.
그 움직임을 머릿속으로 재구성해본다.

모든 동작을 스스로 관찰하고 알아차릴 수 있도록, 시간이 사라진 듯한 느낌으로 진행하자. 움직임에 따른 몸의 반응에 주목하고, 몸에 명령하기보다는 기회를 주자. 움직임은 자연스럽게 나 있는 몸의 길을 따라 꽃이 피듯 피어날 것이다. 몸의 주인은 그 움직임을 뒤따라가며 되새겨보면 된다.

"아, 왼손을 짚고 그 힘으로 몸을 왼쪽으로 기울이면서 왼발을 축으로 삼아 인사하듯 고개를 숙이면서 일어나는구나."

제3자가 그 장면을 바라보듯이 머릿속으로 재구성하자. 이 모두가 움직임 명상을 위한 중요한 기초 작업이다.

일상 동작을 예술의 경지로

움직임 명상에는 어떤 동작도 허용된다. 다만 실패하더라도 부상의 위험이 없고, 타인 없이 혼자서 할 수 있는 동작을 천천히 하기만 하면 된다. 또 타인의 시선이나 평가에서 자유로운 환경이면 좋다. 일상의 많은 동작들, 걷기, 계단 오르기, 복사기로 책 복사하기, 물건 옮기기, 물 따르기, 커피 타기, 글씨 쓰기, 책상 정리하기 등의 동작도 모두 가능하다.

먼저 명상 동작에 온전히 집중할 수 있도록, 주변과 자기 자신을 정리한다. 단순하고 명료한 동작이 나오도록 음악이나 텔레비전 등 외부 자극을 제거하고, 하려는 일의 시작과 끝을 정한다. 이제 본격적인 움직임 명상에 돌입해보자.

잠시 눈을 감고 자기 호흡을 찾는다. 내쉬는 호흡과 함께 몸의 긴장과 충동을 덜어낸다.

눈을 감은 채로 빠르게 자신의 자세와 몸의 형상을 탐색하고 머릿속으로 재구성한다.

어떤 곳이든 좋으니 몸에서 포인트 하나를 정하고 그 부분을 중심으로 천천히 움직인다. 예를 들어 왼쪽 손목에 가상의 점을 찍고 그 점이 움직인다는 생각으로 몸을 움직여본다. 움직임을 수단이 아닌 목적으로, 세상에서 가장 가치 있고 중요한 일로 여긴다.

한 번에 한 가지 동작만 하고, 동시다발적으로 움직이지 않게 주의한다. 한 동작이 완전히 마무리된 뒤 다음 동작을 시작한다.

걱정, 계획, 생각을 머릿속에서 비운다. 몸뿐만 아니라 마음도 지금 하는 동작에 온전히 머물도록 한다.

움직임을 상상하지 말고 눈으로 직접 목격한다. 몸의 근육과 관절이 어떻게 움직이는지 생생하게 체감한다. 오감을 오로지 움직임에만 집중한다.

움직임과 함께 호흡을 느낀다. 차오르는지 가라앉는지, 날숨과 들숨의 순간을 발견하고 목격한다.

집중하기가 쉽지 않다면 다음과 같은 심상을 적극적으로 상상해보자.

조예가 깊은 예술가인 나는 조명을 받으며 원형 무대에 서 있다. 사방에서 관중이 경외감을 가지고 숨죽여 나를 바라본다. 이제 나의 공연이 시작된다.

움직임 명상의 핵심은 동작의 매 순간을 실시간으로 바라보고 알아채는 데 있다. 따라서 처음 시도하는 사람이라면, 단선적이고 느리고 지속적인 움직임이 더 적합하다. 명상적으로 움직이면서 일을 하다보면, 아주 천천히 진행됨에도 불구하고 평소보다 실수나 부상이 적고 완성도가 높으며 심지어 더 빠른 시간에 일이 끝나기도 한다는 것을 알게 될 것이다. 또한 그 과정에서 몸은 혹사당하거나 소모되는 것이 아니라 실제 주체로서 참가하고 그 일을 주도하기 때문에 더욱 생생하게 살아난다. 이러한 몸의 경험은 몸의 주인에게 의식의 명료함을 가져다준다.

행하는 동시에 그것을 바라보라. 앞에서 수차례 강조했듯, 움직임 명상은 몸에 명령하지 말고 몸이 스스로 움직이고 결정할 수 있도록 바라보고 기회를 주는 방식으로 접근해야 한다. 일상생활에서도 이런 방식을 시도해보면 어떨까? 충동과 마감에 쫓겨 허겁지겁 현재를 폐기하는 방식에서 벗어나 명상적으로 움직이며 살아간다면, 삶은 이전보다 갑절로 생생하고 행복해질 것이다.

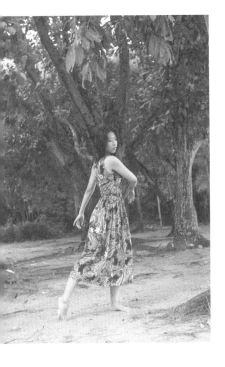
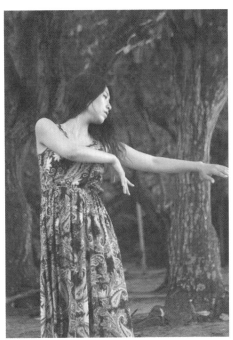

나를 살리는 춤, 춤, 춤

❁

세포를 살리는 호흡

내가 만났던 현대무용 선생님들 대부분은 열 살, 많게는 스무 살씩 어려 보여서 실제 나이를 알고는 매번 웃음을 터뜨렸던 기억이 난다. 나이보다 젊어 보여야 하는 것은 아니다. 그러나 반복적으로 그런 경우를 접하게 되자 호기심에 발동이 걸리고 말았다. 오랜 시간의 열렬한 관찰과 무용동작치료 공부 끝에 결국 그 답을 얻게 되었다. 바로 춤추는 사람들의 규칙적인 호흡이 답이었다. 여기서 포인트는 '한때 춤췄던'이 아니라 '현재에도 계속 춤추고 있는'이다. 한때 춤으로 정상을 달렸던 사람일지라도 이제는 자리에 서서 가르치기만 하고, 높아지는 지위나 체면 때문에 더이상 춤을 추지 않는다면 이야기는 달라질 것이다.

지속적으로 춤을 추는 이들은 일종의 '호흡 틀'을 제공받게 된다. 다른 운동과 달리 춤은 음악을 사용하기 때문에 전력을 내거나 임의로 움직임의 속도를 바꿀 수 없다. 모든 동작이 최대의 효과를 내려면 필연적으로 호흡의 도움을 받아야 하므로, 결국 춤추는 사람들은 좀 더 완벽한 동작의 구현을 위해 주어진 박자 안에서 가장 효과적인 호흡을 지향할 수밖에 없었던 것이다.

말하기가 직업인 강사와 운동선수의 수명이 보통 사람보다 평균적으로 짧다는 기사를 본 적이 있다. 특히 달리기와 같은 종목은 늘 기록을 경신해야 하므로 규칙적인 호흡을 사용하기보다는 전력을 다해 호흡 주기를 단축해야만 한다. 입시 교육을 맡은 강사 역시 일상적 호흡을 유지하면서 말하기란 쉽지 않다. 그러나 춤에는 지켜야 할 일정한 마디와 박자가 있다. 호흡은 세포 하나하나에 산소를 공급한다. 날숨을 통해 근육과 에너지 수준을 제자리로 돌린다. 따라서 일정한 주기로 양질의 호흡을 반복하는 춤은 온몸의 세포 하나하나를 제대로 육성하는 일이자 근육과 자율신경계가 제대로 기능하고 제대로 휴식할 수 있는 좋은 방법이다. 제대로 된 이완은 마치 '온전한 죽음'과도 같다. 쓰고 쥐어짜내기만 한다면 우리의 몸은 당연히 낡고 늙을 것이다. 하지만 박자를 활용해서 죽음과도 같은 완전한 소진, 회복과 충전, 새로운 탄생과 전력의 주기를 반복한다면 우리의 장기와 척추, 피부와 뇌는 활기를 되찾게 된다.

몸과 마음이 겹쳐지는 월식 같은 순간

사람에게 활기를 주는 춤의 두번째 비법은 바로 정서의 표현에 있다. 정형화된 동작 기술의 습득에 중점을 둔 발레에 반기를 들고 시작된 것이 바로 현대무용이다. 현대무용에서는 '동작을 통해서 인간의 감정을 표현'하는 것을 가장 중요하게 여긴다. 즉 희로애락을 비롯한 다양한 감정을 온몸을 사용하여 공간 속에 펼쳐내는 것을 지향한다. 100여 년의 역사를 지닌 무용동작치료 분야도 감정이나 이미지로 존재하는 내면의 무언가를 물리적 실체인 몸을 통해 드러내고 표현하는 것을 궁극적인 목표로 여긴다. 인간의 내면과 외면의 일치, 다시 말해 정신과 육체가 통합을 이룬 상태를 가장 이상적이고 건강한 상태로 여기며, 수천 가지가 넘는 기법을 통해서 이 궁극의 상태에 도달하고자 한다.

우리가 직장이나 가정에서 습관적으로 감정을 억누르고 감추는 동안에 몸과 마음은 늙고 병들어간다. 이미 발생한 감정이 출구를 찾지 못하고, 억제되고 일그러지고 없었던 일로 무시되는 순간들이 모이고 쌓여서 결국 큰 병으로 발현되어버리곤 한다. 정서가 자연스럽게 흘러 표정이 되고 몸짓이 되며, 자세가 되고 호흡이 될 때 우리의 몸은 가장 건강하고 아름답다. 설령 그것이 슬픔이나 분노, 우울의 감정이더라도 안에서 은폐된 채 곪아버리는 것보다 있는 그대로 존중받으며 몸을 통해 펼쳐지는 것이 낫다. 그때 비로소 건강한 슬픔이 되고 몸을 살리는 분노가 된다. 사회생활을 하면서 자신의 감정을 그대로 표출하는 것은 불가능한 일이지만 휴식의 순간, 그리고 혼자 있는 시간, 무엇보다도 춤을 추는 시간에 우리는 그럴 수 있는 기회를 얻는다. 춤은 음악을 동반하는데, 음악의 선율과 리듬에는 인간의 다채로운 감정이 담겨 있다. 또한 춤과 음악은 블루스와 힙합이 그러하듯 그것이 태동된 시대의 시대적 정서까지 담고 있다. 그래서 음악에 맞춰 춤을 추면 앞선 세대가 음악에 아로새긴 정서가 현재를 사는 우리의 몸에 흡수되고 재현된다. 이렇게 춤과 음악은 시공간을 초월한 정서를 공유할 수 있도록 해준다. '인간의 보편적인 정서의 표현', 이것이 바로 춤이 가진 힘이다.

또다른 나를 일깨우다

춤을 출 때 우리는 연기를 하듯 다른 인물이 되기도 한다. 춤과 음악의 장르에 따라 유혹적인 요부, 비장한 전사, 비통함에 빠진 부모가 되기도 하고, 카리스마 넘치는 존재로 관객 위에 군림하기도 한다. 이러한 간접 경험은 내면에 존재하나 평소에 인지하지 못했던 나의 또

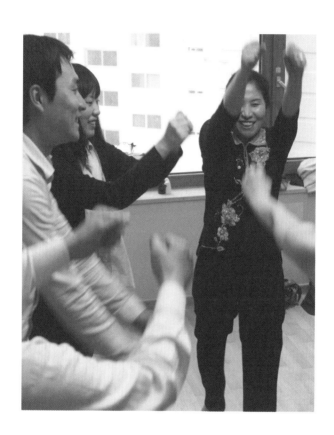

다른 성격이 표현될 수 있게 하며, 이를 통해 좀더 진정한 '나 자신'이 될 수 있도록 돕는다.

대인 기피 경향이 있고 타인과 눈을 마주치지 못하며 습관적인 긴장으로 생활의 어려움을 호소하는 사람이라면 스윙 댄스와 같은 춤을 통해 타인과 관계 맺기를 연습해보는 것도 좋다. 스윙과 같은 소셜 댄스social dance, 사교를 목적으로 남녀가 추는 춤. 왈츠, 탱고, 블루스, 룸바 등이 있다는 서로 맞닿은 신체를 통해 교감하며 즉흥적으로 상대와 동작을 맞춰야 한다. 상대에게 집중하면서 몸의 신호를 감지해 의도를 읽어내야 한다. 일상에서 누군가에게 오래 눈을 맞추거나 집중하는 것은 쉽지 않다. 그러나 춤이라면 이야기가 달라진다. 소셜 댄스에서 동작이 성사되기 위해서는 필연적으로 상대의 눈빛, 손끝에서 밀려오거나 빠져나가는 힘, 호흡 등을 읽어내야만 하기 때문이다. 우리는 춤이라는 새로운 채널을 통해 관습적이지 않은 방식으로 소통하고 관계 맺는 연습을 해볼 수 있다. 내 앞에 있는 사람이 마치 이 세상의 유일한 존재인 듯 집중해보자. 아무런 계산이나 걱정 없이 상대와 맞닿은 몸의 부분 부분을 통해서 힘이 오가는 것을 느껴보자. 음악을 만끽하면서 상대와 호흡을 맞추고 눈빛을 교환하는 사이에 자기도 모르게 한몸인 듯 같은 리듬에 스텝을 밟고 있거나 부드럽게 공중에 몸을 띄우는 스스로를 발견하게 될 것이다.

분노의 춤, 퀵퀵 슬로

"자, 여러분. 지금의 감정을 자유롭게 마음껏 움직임으로 표현해보세요."

이런 제안을 받는다면 우리는 어떻게 움직일까? 대부분 당황한 채 다른 사람들의 눈치를 살피며 도리어 꼼짝 않게 되지는 않을까? 만약 지금의 감정이 부정적인 것이라면 더욱 표현이 어려울 것이다. 분노의 감정은 스스로 잘 읽어서 몸 밖으로 표출해야 하는 것이 맞지만, 준비 없이 표출했다가는 그 감정이 자칫 그 사람을 압도해버리거나 다른 사람에게 피해를 입힐 수 있다. 이럴 때 사용할 수 있는 유용한 방법 중 하나가 바로 춤이다. 분노를 동작으로 표출하는 힙합의 크럼프 같은 춤도 괜찮겠지만, 안무가 정해진 춤 안에서 자신의 감정과 100퍼센트 일치하는 동작을 찾기란 여간해서는 쉽지 않다. 여기서 함께 살펴볼 것은 자기 동작을 재료로 춤을 완성해가는 '즉흥 움직임 기법'이다. 동작치유 수업에는 한국에 흔한 화병이나 울병을 가지고 계신 분들이 많이 온다. 평소에는 말수도 적고 조용히 지내다가 순간순간 감당할 수 없는 분노가 불쑥 삐져나와서 관계나 일을 망치곤 한다는 성인 여자분이 수업에 찾아온 적도 있었다. 우리는 아래와 같은 단계를 통해 자신의 감정과 만나고, 이를 안전하게 표출할 수 있었다.

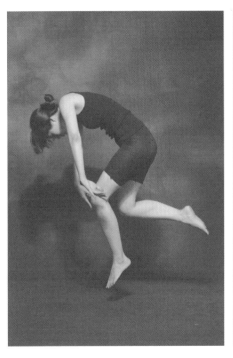 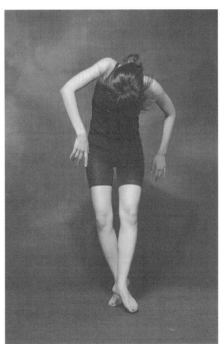

화가 났던 일을 떠올려보고, 그 상황들에 관해 이야기한다.

그 이야기를 네 장면 정도로 함께 정리한다.

구성된 장면을 이번에는 말을 사용하지 않고 움직임만으로 표현해본다.

수화하듯 문장 그대로 전달하거나 혹은 그 장면을 떠올리면서 그 안에서 저절로 일어나는 몸 안의 변화에 집중한다. 상담사는 내담자의 모든 표현을 수용하고, 몸의 느낌, 정서에 주목하며 지켜본다.

몸을 통해 이야기를 전달하는 보디스토리텔링이 끝나면, 두 차례 정도 더 반복해본다. 할 때마다 표현이 바뀌는 것은 문제가 되지 않는다. 상담사가 옆에서 새로운 동작을 제안하는 방식으로 도움을 줄 것이다.

마지막으로 내담자와 음악을 고르고, 이번에는 상담사와 함께 네 장면에서 발생했던 각각의 동작들을 박자가 있는 춤 동작으로 만들어본다. 박자를 갖추되 고유한 움직임의 속성이 사라지지 않도록 유의한다. 반드시 동작에 해당 정서가 표현되고 담겨야 한다.

내담자와 상담사가 함께 반복적으로 연습하고 그 분노의 춤에 제목을 붙인다.

일상적으로 분노의 급습을 받아왔다면 그러한 분노에도 일종의 패턴이 형성되었을 가능성이 높다. 위의 네 장면은 분노가 발생하고 진행되고 해결되거나 소강되는 국면을 그린, 스스로가 만든 분노 패턴에 관한 이야기일 것이다. 이를 반복해서 연습하고, 분노를 분출하고 폭발시키는 대신에 박자라는 안전한 틀 안에서 마음껏 재경험해보는 것은 자신의 감정에 익숙해지는 데 도움이 된다. 이는 통제력을 갖게 도와줄 것이며, 또한 음악 안에서 분노를 부드럽게 다루는 사이 대안이 되는 또다른 패턴을 찾게 해줄 것이다.

여기서의 동작이란 사실 주먹을 꽉 쥐고 온몸을 부들부들 떠는 것일 수도 있고, 죽일 듯이 두 팔을 휘두르며 소리 지르는 것일 수도 있고, 죽은 듯 가만히 웅크리고 있는 것일 수도 있다. 그 어떤 동작이라도 사소하거나 부적합하지 않다. 그 사람으로부터 나온 것이라면 모두 치유와 회복의 중요한 자원이 된다. 물론 이를 위해서는 상담사와의 충분한 신뢰 관계가 형성되어 있어야 할 것이고, 춤추는 공간은 외부의 소음이나 타인의 시선 등으로 방해받지 않는 안정된 곳이어야 할 것이다.

아침 춤, 오늘 하루의 자양분

잠든 사이, 우리 몸은 제한 없는 여행을 떠난다. 생의 의지로 채워졌던 깨어 있는 시간, 그 시간 동안의 결정과 행동에 대한 보상의 시간이 마침내 찾아온다. 몸은 의식과 무의식, 결핍과 과잉 사이의 균형을 되찾고자 낮 동안의 질주를 멈추고 왔던 길을 되짚어가기도 하면서 그렇게 꿈속에서 형형색색의 메시지를 줍는다. 잠들어 있는 시간, 생의 반대쪽으로 향하는 죽음과도 닮은 그 시간의 터널을 통과해서 이제 막 잠에서 깨어나려는 순간이다. 쉿! 숨죽여도 좋다. 오늘의 자아가 어제와는 다른 모습으로 새롭게 빚어지고 태어나는 중요한 순간이니까.

그러니 절대로 잠에서 아무렇게나 깨어나지 말기를, 악몽을 꾼 것처럼 소스라치게 놀라거나 엉망으로 의식을 흩트리며 몸을 일으켜 하루를 시작하지 않기를 바란다. 아무리 바쁜 아침이라 해도 말이다. 단 30초의 시간이라도 좋으니 아래의 방법으로 새로 태어나는 그 순간을 온전히 느껴보자. 하루의 탄생을 축복하는 아침 춤을 춰보자.

1단계
들숨과 날숨을 5회 정도 반복하며 호흡을 관찰한다.(1분)

잠에서 깨어, 아직 눈을 뜨지 않은 상태에서 어렴풋이 의식이 깨어나면 제일 먼저 호흡에 주목해보자. 마치 물속에서 아가미로 호흡하다 뭍으로 올라와 폐로 숨쉬게 된 것처럼 서서히 달라지는 호흡을 살핀다. 숨이 몸의 어느 부분으로 들어와 어느 곳을 통해 어떻게 가장 깊은 곳에 이르는지, 마음의 눈을 통해 보고, 적극적으로 상상의 그림을 그린다. 스스로 지켜보는 가운데 호흡이 자연스럽게 점진적으로 변화하면서 우리의 몸은 방해받거나 단절당한 듯한 불쾌감 없이 잠에서 깨어날 수 있다.

2단계
5회 정도 복식호흡을 하며 몸을 깨운다.(1분)

의식이 어느 정도 깨어났다면 이제 깊은 복식호흡을 통해 온몸 구석구석의 세포들을 깨울 차례다. 천장을 바라보고 바로 누워서 온몸을 바닥에 내맡긴 채 복식호흡을 시작해보자. 숨을 느리고 길게 충분히 들이마시며 등과 옆구리까지 부풀린 후 신체 중 원하는 곳으로 내쉰다. 이 과정은 길게 들이마시고 내쉬는 호흡 활동과 더불어 신체의 특정 부분으로 호흡을 전달하는 이미지 상상하기가 함께 이루어져야 가능하다. 복부에 그득히 저장된 맑은 숨이 머리, 어깨, 손, 혹은 다리로 이동해 시원하게 뿜어져나오는 그림을 마음속으로 생생하게 떠올리면서 5, 6회 정도 복식호흡을 해보자. 호흡이 가서 닿는 곳마다 근육과 관절이 새롭게 에너지를 전달받고는 제각기 존재감을 뽐내며 늘어지게 기지개를 켤 것이다.

3단계
1분 정도 시간을 들여 서서히 몸을 일으킨다.(1분)

마치 시간이 사라진 것처럼 아주 느리게 몸을 일으켜보자. 에너지의 흐름에 몸을 맡기고 서서히 일으킨다. 그러면서 세상에 태어나 처음으로 몸을 일으켜본 것처럼 그 과정을 신기하게 세세히 바라보자. 일어날 때 어느 방향으로 먼저 몸을 움직이는지, 손으로 바닥을 짚고 일어나는지 웅크리며 무릎을 먼저 세우는지, 다리를 쭉 뻗는지 발가락을 꼼지락거리는지 등을 지켜보면서 그 움직임의 유일하고도 충실한 관객이 되어보자.

4단계
선 자세에서 몸을 부드럽게 좌우로 흔들면서 즉흥 움직임을 시작한다.(2~4분)

몸을 일으켰다면 이제 하루를 시작하는 몸짓으로 나의 하루를 점쳐보자. 혹시 바로 떠오르는 음악이 있다면 그 음악을 사용하자. 콧노래를 흥얼거리거나 눈을 감아도 좋다. 바람에 흔들리는 그네처럼 좌우로 흔들리던 몸은 자체의 동력으로 점점 크고 구체적인 동작을 보여줄 것이다. 머리가 움직이고, 팔이 허공을 휘젓고, 무릎이 까딱이거나 손가락이 꼬물거릴 수도 있다. 혹은 발이 움직이면서 몸이 앞뒤 혹은 좌우로 왔다갔다할 수도 있다. 어떤 움직임이든 허용하고 지지해주자. 명심해야 할 점은, 그 순간 내면으로부터 시작된 동작, 내면의 그림과 일치하는 동작은 무엇과도 바꿀 수 없는 소중하고 유일한 나만의 몸짓이라는 것이다. 내면으로부터 터져나오는 목소리이고, 몸의 주인이 몸에 선물할 수 있는 가장 편안하고 치유적인 선물이다. 그러니 충분히 즐기고 스스로에게 움직임을 허용해주어야 한다. 어느 정도 리듬을 타고 움직이게 되었다면, 오늘 하루의 일과를 떠올리면서 행복하고 즐겁게 일하고 사람들을 만나는 자신의 모습을 떠올리자. 적극적으로 상상하면서 구체적이고 생생한 심상이 뇌와 몸에 맺히도록 하자.

바쁘고 정신없는 아침이겠지만 이 네 가지 과정에 걸리는 시간은 5~7분 정도면 충분하다. 몇 번의 반복으로 익숙해지면, 이 짧은 시간이 얼마나 여유롭고 가치 있는지 알게 될 것이다. 네번째 단계에서는 3, 4분 정도의 짧은 음악을 타이머처럼 사용해도 좋다. 곤히 잠든 아기를 깨울 때를 떠올려보자. 놀라게 하거나 불쾌한 자극을 주지 않고 부드럽게 점진적인 각성을 유도한다면 아기는 우리에게 그날의 첫 미소를 보여줄 것이다. 그렇게 아기의 잠을 깨우는 마음으로 자신의 아침을 돌보도록 하자. 이렇게 공들여 태어난 오늘의 새로운 자아는 사랑과 신뢰로 키운 아이처럼 안정되게 하루를 보내며 스스로에게 보답할 것이다. 또 이때 만들어진 긍정적인 에너지는 오늘 하루를 살아갈 자양분이 되어, 사람을 만나고 일하고 생각하고 움직이는 모든 중요한 순간마다 유용하게 쓰일 것이다.

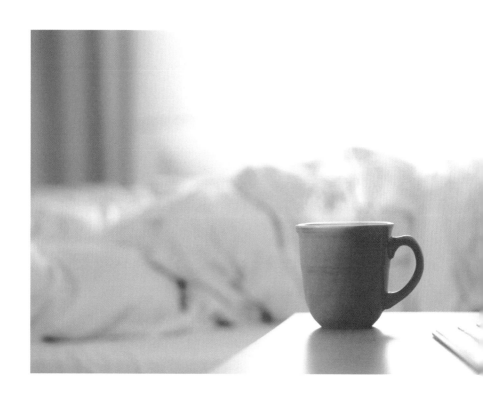

4부

관계를 풍요롭게 하는
힐링 모션

등의 대화 : 부부 치유의 새로운 방식

형언할 수 없는 경험

상상할 수 있을까? 등이 말을 할 수 있다는 사실, 게다가 상대가 그 말을 알아듣고 대답해줄 수 있다는 사실을. 내가 '등으로 나누는 대화'를 처음 경험한 것은 한 현대무용 수업에서였다. 신체의 접촉을 활용한 '접촉 즉흥 움직임' 기법은 셀 수 없이 많지만, 그중 등을 서로 기대 움직임을 주고받는 이 기법을 접하고 나는 완전히 매료되어버렸다. 심리치료 수업이 아니라 무용 수업이었음에도 불구하고 오랜 심리적 체증이 순간 스르륵 사라져버린 것을 경험했기 때문이었다. 그뒤로 10년간 동작치유 워크숍에 이 '등 대화' 기법을 지속적으로 활용했으며, 대상의 특징과 집단의 규모에 따라 심리치유 차원에서 다양한 방식으로 변주하고 보완했다. 무뚝뚝하고 비판적이기 짝이 없는 고위직 공무원과 CEO부터 오랜 다툼으로 소통이 단절된 부부에 이르기까지 다양한 사람들이 이 기법을 경험했으며, 이들은 움직임을 통해 이전과는 다른 차원의 소통을 경험한 것에 놀라움을 표했다. 평소와 다른 방식으로 상대를 경청하고 함께 소통하고 있는 스스로를 볼 수 있었고, 둘 모두 매우 평화롭고 만족스러운 대화가 가능했던 것이다.

등의 대화를 경험한 사람들의 피드백은 한결같다. 다소 상기된 얼굴로 "등을 통해서도 말할 수 있다는 것을 처음 알았다"며, 방금 경험한 형언할 수 없는 느낌에 대해서 묘사하려고 애쓰지만, 말로 표현하는 것에는 한계가 있음을 실감하고 만다. 등의 대화는 신체의 접촉을 동반하므로, 동작치유 전문가의 정제된 가이드에 따라 단계적으로 진행된다. 대개는 워밍업으로 시작하여 등의 대화 기초 및 연습 단계를 지나 하나의 공동 표현예술인 '등의 춤'으로 마무리된다. 동작치유 프로그램을 진행한 이래로 수십 명의 성인 여성 집단을 자주 만났는데, 등의 대화를 하고 나면 특별한 참가 소감을 들을 수 있었다. 처음에 한두 번은 흥미로웠지만 같은 표현이 반복되면서 우리는 다양한 시사점을 가질 수 있었다. "등으로 대화하고 음악 들으면서 함께 등으로 춤을 추는 건 그러니까 (생각에 잠긴다) 응, 섹스보다 좋았어요. (일동 웃음, 맞장구) 황홀하고 이해받는 느낌. 한없이 만족스럽고 따뜻하

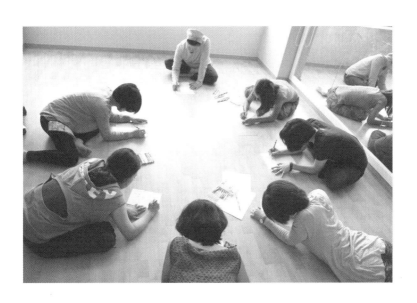

고 행복했어요." 감정 표현이 많지 않은 공무원이나 회사원 등 성인 남성 집단에서도 자주 "집에 가서 아내(혹은 자녀)와 시도해보고 싶다"는 말을 접할 수 있었다. 몸을 통해 경험한 특별하고 가치 있는 순간들을 인지하자마자, 자동으로 자신에게 가장 소중한 이들과 나누고 싶다는 생각이 든 것이다. 이러한 반응은 거꾸로 평소에 가장 가까운 이들과 충분히 연결되거나 교감할 수 없었다는 것을 보여주는 것이기도 하다. 서로에 대한 마음이 지극함에도 불구하고 일상에서는 이해와 경청, 교감의 순간들이 부족했던 것이다. 이제 가장 둔하다고 여겨져왔고 주목받지 못했던 '등'이라는 신체의 한 부분을 활용해서, 소통의 채널을 열어보자. 동작치유에서는 이러한 개념을 짧게 '보디채널Body Channel'이라고 부르고 있다.

등으로 대화 나누기

인간에게 심리적 차원에서 몸의 뒷면, 특히 등이라는 부분이 어떤 지위를 차지하고 얼마나 중요한지에 대해서는 2부 '몸의 뒤쪽'에서 다룬 바 있다. 등에 관해서라면 책을 한 권 따로 써야 할 정도로 하고 싶은 말들과 사례가 많지만, 여기에서는 우선 가장 기본적인 단계부터 이야기해보도록 하자.

1단계: 짝을 지어 기대앉기

둘씩 짝을 짓는다. 되도록이면 키가 비슷한 사람과 짝이 되도록 하자.

서로 등을 댄 채 바닥에 앉는다. 둘이 협의하여 원하는 공간을 선택해 앉는다면 더욱 좋다.

상대가 따뜻한 벽이나 나무인 것처럼 뒤통수까지 서로 닿도록 기대어 편안하게 앉는다.

내쉬는 호흡을 시작으로 호흡하면서 등의 닿아 있는 부분들에 집중한다.

그리고 동작치유 전문가의 안내에 따라 등으로 다양한 동작 표현들을 시도해본다.

여기서 말하는 '편안하게'란 결코 저절로 이루어지는 법이 없다. 이를 위해서 동작치유 전문가는 다소 딱딱하고 지시적인 중간 워밍업 단계를 도입한다. 집이나 직장에서라면 다음의 안내를 읽고 따라가보도록 하자.

2단계: 워밍업—등을 깨우고 활성화하기

뒤통수와 뒤통수가 닿는 것을 확인하고 고개를 좌우상하로 돌려서 뒤통수끼리의 인사(접촉)를 시작해보자.

이번에는 등의 윗부분, 어깨 바로 밑부분만 서로 닿게 한 채 몸통을 좌우로 돌려 몸끼리 인사를 시도해보자. 이는 등의 근육과 감각을 부분적으로 나눠서 각 부분에 초점을 맞춰 구체적으로 활성화하는 데 도움이 된다.

다음에는 등을 고양이처럼 둥글게 말고 등의 중간 부분만 서로 닿게 한 다음, 몸통을 좌우로 굴려서 등의 중간 부분끼리 서로 만나도록 한다.

이 외에도 자신의 등을 움직여서 상대의 등을 두드려보거나, 혹은 상대의 등이 단단한지 무른지 느껴보면서, 상대와의 접촉이 자기도 모르는 새에 편안해진 것을 느끼거나, 등의 감각을 골고루 활성화할 수 있다.

일반 집단을 대상으로 한 워크숍이 아니라, 특정 병명을 진단 받았거나 갈등이 있는 그룹인 경우 이 단계는 참가자의 반응에 따라 더욱 세심하게 이루어진다. 이 단계에서 적응하고 자기를 개방해야 바로 다음에 있을 자기 표현 및 교감이 가능하다.

3단계: 기초①—도형 그리기

가위바위보 등을 통해서 한 명은 스케치북 역할을, 또 한 사람은 그림 그리는 역할을 맡는다.

등 전체를 맞대는 것이 아니라 한 부분에 초점을 맞춰 하나의 접점을 만들자. 이제 스케치북에 펜으로 그림을 그리듯이 이 접점을 움직여볼 것이다.

스케치북 역할을 맡은 이는 좌우로 팔을 넓게 펴고 등을 상대에게 활짝 열어준다는 느낌으로 움직임 없이 정지 자세를 취한다.

그림 그리는 역할을 맡은 이는 접점을 이동시켜 상대방의 등에 가득차게 큰 원과 삼각형을 그려본다.

앉은 자세로 등의 다양한 부분을 서로 닿게 하면서 접점을 연속적으로 이동시켜 펜으로 그림을 그리는 듯한 효과를 준다. 스케치북 역할을 맡은 사람은 점이 이동하는 것에 집중하면서 원 혹은 삼각형으로 느껴지는지 짝에게 전해준다. "위아래로 긴 타원처럼 느껴졌어" 혹은 "삼각형이 중간에 선이 끊기는 느낌이었어"와 같이 피드백해줄 수 있다.

4단계: 기초②—의태어 표현, 감정 표현

'꿈틀꿈틀'과 같은 의태어를 하나 정하고, 그것을 등의 움직임만으로 상대방에게 전달해본다. 짝은 상대의 움직임에 집중하고 잘 기억했다가, 자기 차례가 되면 아까의 움직임을 그대로 재현한다. 역할을 바꿔 차례로 한 번씩 이행하고 그에 관한 감상을 말로 나눈다.

긍정적인 감정 표현(기분이 좋다, 만나서 반갑다, 행복하다)과 부정적 표현(슬프다, 힘들다, 화가 난다), 그리고 중립적인 메시지

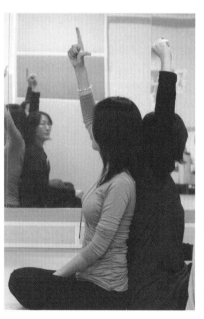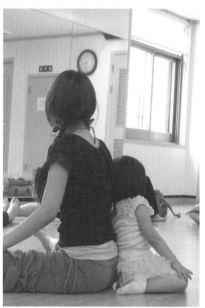

(여행을 가고 싶다) 세 가지 중 하나를 채택하고, 그것을 짝에게 등의 움직임을 통해 전달한다. 짝은 그 표현을 잘 듣고 있다가 자기 차례가 되면 그 움직임을 그대로 모방하여 재현한다. 서로 그에 관한 느낌에 대해 이야기 나눈다.

이렇게 등 대화 기초에서는 자신의 감정을 알아차리고 그것을 등의 움직임이라는 기존과는 다른 채널을 통해서 상대에게 전달하는 것을 연습한다. 몸의 전면으로 이루어지는 소통이 아니므로 상대의 시선을 의식하거나 자신의 표현을 검열하는 정도가 낮고, 또한 움직임을 활용하므로 자신의 성격이나 패턴 등이 그대로 상대에게 전달된다는 장점이 있다. 마주하지 않고 등을 대고 있으므로 불필요한 겉치레 없이 경청 및 몰입이 가능하다는 장점도 있다. 상대의 움직임을 외웠다가 그대로 재현하는 것은 쉽지 않은 활동이다. 따라서 상대가 등의 어느 부분을 밀거나 접촉하는지, 직선을 그리는지 곡선을 활용하는지, 어떤 리듬으로 움직이는지를 세밀하게 지켜보았다가 그것을 자기 등을 통해서 재현해야 한다. 한 번만으로 재현하는 데 어려움이 있다면, 한 번 더 반복해서 알려줄 수 있다. 실제로 시도해보면 알겠지만 이 과정은 매우 높은 수준의 만족감을 선사한다. 등을 통해 이야기하라는 어찌 보면 다소 어처구니없는 미션임에도 불구하고 내가 열심히 표현한 것을 상대가 듣고 재현하려 노력하는 것을 통해, 이 사람이 정말 나에게 집중해주었구나, 열심히 경청하고 노력해주었구나

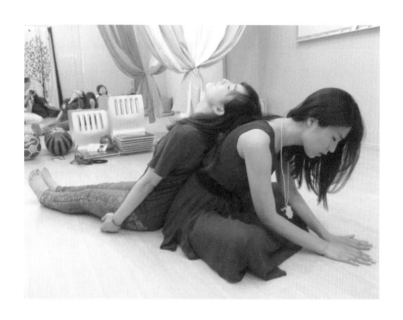

라는 기분이 절로 들게 된다. 등을 통해 의사를 전달한 일은 인생에서 거의 경험해볼 수 없었던 매우 경이로운 기억으로 몸에 남을 것이다. 등 대화 기초 단계는 등의 표현력을 확장하기 위한 것으로, 이것이 바탕이 되어야만 좀더 세밀한 대화, 즉 서로에게 완전히 기대고 내맡기기, 음악을 활용해 등으로 함께 춤추기 등이 가능해진다.

등의 대화를 활용한 부부 치유 사례

"그러니까 누가 먼저 나한테 그렇게 하래?"

"거봐, 또 시작이다. 보세요. 이 사람이 이래요. 맨날 자기는 잘못 없고 나만 잘못했다고 그런다니까요."

젊은 부부의 상담 시간이다. 동작치유를 위해 최근 1주일간의 근황을 묻자 남편의 설명이 끝나기도 전에, 고개를 숙이고 있던 아내가 발끈하며 소리를 지른다. 그리고 서로를 비난하는 대화 아닌 대화가 옥신각신 이어진다. 결혼 직후부터 이어진 경제난과 남편의 정서적인 학대 등으로 둘 사이에 대화다운 대화는 끊긴 지 오래다. 이들은 지난 초기 면접과 언어 상담 시간에도 서로를 쳐다보지 않고, 멸시와 혐오를 숨기지 못하는 표정으로 각자 다른 곳을 바라보며 이야기를 이어갔다. 자석의 N극과 N극이 서로를 밀어내듯, 거대한 힘으로 서로를 밀어내려 애쓰는 것을 느낄 수 있었다. 이들을 어떻게 중재해야 할

까? 오랜 싸움과 비난으로 서로에 대한 감정은 더할 나위 없이 사나
워져 있었고, 대화는커녕 서로 마주보려고도 하지 않는 둘에게는 우
선 소통의 기본이 되는 보디채널의 재연결이 시급해 보였다.

　일단 나는 둘에게 호흡을 느껴보라고 한 뒤, 지금 얼마나 화가 났는
지를 물었다. 1부터 10까지의 숫자로 화가 난 정도를 측정한다면 지
금은 어느 정도인지, 눈을 감고 몸 안을 들여다보는 듯한 자세로 감
지해보기를 권했다. 그리고 '화가 나 있는 상태'를 색깔로 표현하자
면 어떤 색에 가까운지를 물으면서 소통의 장을 언어와 논리의 영역
에서 조금씩 몸과 심상, 공감각의 영역으로 옮겨가게 했다. 둘은 의외
로 순순히 숫자와 색깔을 얘기했고, 나는 이번에는 눈을 뜨고 무용실
을 돌아보라고 권했다. 둘은 여기저기를 둘러보기도 하고 걸어보기도
했다. 그중 가장 마음에 드는 자기만의 장소를 찾고, 거기에 큰대자로
누워서 잠시 눈을 감고 휴식을 취해보자고 제안했다. 호흡을 고른 다
음이어서 그런지, 목소리를 높이던 좀 전과 달리 내 제안에 따라 차분
하게 잘 움직여주었다.

　이제 둘의 교류 차례였다. 일단 나는 일어나서 앉으며 상대가 어디
에 있는지 찾게 하고, 서로 멀리 떨어진 상태에서 상대방의 몸, 상대
방의 존재가 어떻게 느껴지는지 질문을 던졌다. 부부는 서로 마주보
지는 않았지만 서로가 하는 말을 유심히 듣고 있는 듯했다. 상대방이
자신에 대해서 이야기하는 것을 들으니 어떤 생각이 드는지 물었고,
이는 구체적인 현실 상황에 관한 직유가 아니라 서로의 관계 및 자기

자신에 대한 은유로서의 표현들을 들어볼 수 있는 기회가 되었다. 이후에는 서로를 향해 걷거나 서로를 등지고 걷는 활동을 통해 심리적인 변화와 역동을 점검하고, 각자 마음의 변화들을 그때그때 스스로 목격할 수 있도록 도왔다. 이러한 워밍업 단계를 지나서 서로에 대한 마음이 조금 누그러졌을 때 나는 등의 대화를 제안했고, 둘은 다행히 해보겠다고 용기를 내주었다.

등을 대고 기대앉은 둘은 평소처럼 서로에게 등을 돌리고 있기는 하지만 맞닿은 등에 집중하고 있는 상태였다. 나는 일단 부정적인 감정을 표현해보자고 제안했다. 돌아가면서 서로에 대한 분노나 비판을 표현했는데, 한 명이 표현하는 동안 다른 한 명은 움직이지 않고 묵묵히 그것을 들어주기로 했다. 공격적인 움직임을 예상했지만 의외로 둘은 많은 시간 서로에게 하소연하는 듯한 움직임을 보여주었다. 그리고 어떤 순간에는 나는 모르고 둘만 아는 듯한 이야기를 주고받고 있었다. 머지않아 아내의 등의 움직임을 듣고 있던 남편이 흑 하고 흐느껴 울었고, 곧 추슬렀지만 아내 역시 눈물이 터지고 말았다. 둘은 등을 댄 채로 울면서 잠시 시간을 가졌다. 마지막에는 서로에게 원하는 것, 바라는 것을 등으로 표현해보자고 제안했다. 문장도 좋고, 보채거나 기대는 것도 좋으니 하고 싶은 것을 하고, 상대의 움직임을 잘 들어보자는 나의 권유에 각자 개성 있는 움직임으로 화답했고, 어느 순간에는 자기도 모르게 훗, 하고 웃는 모습을 보이기도 했다. 유려하고 큰 움직임은 아니었지만, 아주 작은 움직임에도 시시각각 둘의 표정이 변했고, 서로의 움직임을 번갈아 모방하고 재현하는 순간에는 더 많은 표정의 변화가 있었다. 마음 깊은 곳 굵직한 감정의 변화가 예상되는 장면이었다. 그 순간만큼은 등 돌리고 비난하며 지냈던 시간들과는 달리, 상대에게 관심을 갖고 집중하며 서로 연결되어 있는 것을 느끼고 있었다. 닿아 있는 등은 부드럽고 편안해 보였고, 어깨도 이완된 상태로 내려앉아 있는 것을 확인할 수 있었다.

등의 대화를 마치고 소감을 묻자 아내가 먼저 입을 열었다. 좀 전과는 완연히 다른 표정에 홍조를 띤 얼굴이었다. "그간 말로 아무리 싸워도 마음이 풀리지 않고, 속마음도 전달이 안 됐는데, 오늘 마음껏 원망스러운 것, 그간 힘들었던 것을 표현해도 신랑이 그걸 끝까지 화 안 내고 집중해서 들어준 일 자체가 감동이었어요. 내 마음도 알아주는 것 같고…… 저도 신랑이 등으로 말하는 걸 들으니까 또 그 속은 어떻겠나 싶어서 그것도 짠했고요. (울음)" 얼마 만이었을까? 서로의 말을 자르지 않고, 힐난하지 않고, 상처내지 않으면서 30여 분 동안 서로의 말을 경청하고 마음을 들여다볼 수 있었던 시간이. 이제부터 계속 언어 상담과 동작치유, 그리고 현실적인 부부 코칭 수업을 병행하며, 현실의 변화를 이끌어내야겠지만, 등의 대화를 통해서 오랫동안 파괴돼 있던 둘 사이의 보디채널이 다시 연결될 수 있었던 것은 큰 성과였다. 오늘 같은 양질의 대화 경험은 이후에도 둘의 소통에서 중요한 기억이 될 것이고, 서로의 감정을 방어나 공격 없이 있는 그대로 보고 들었다는 사실만으로 이미 어떤 부분은 치유의 과정을 밟은 것이다. 그들은 몇 개월 만에 처음으로 서로의 체온과 호흡을 감지하고 하나의 움직임, 같은 리듬 안에 있을 수 있었다. 다소 서툰 외국어처럼 느껴졌을 '등으로 말하기'에 집중하느라 서로에 대한 공격성을 잠시 내려둘 수 있었고, 상대의 움직임을 해석하느라 자기도 모르게 깊이 집중하고 경청해야 했다. 일상으로 돌아가서도 갈등과 반목의 순간마다 등의 대화를 나눴던 순간을 떠올려볼 것을 과제로 안겨드리고 상담을 마무리했다.

단조로운 방식으로 고착된 커뮤니케이션은 모두에게 손해다. 한 가지 패턴으로 고착된 소통은 대화의 내용까지도 빈약하게 만든다. 그래서 기존의 패턴을 쓸 수 없도록 일종의 제약을 주어 내담자로 하여금 새로운 방식을 채택하도록 하는 몸 대화 기법들은 신기하게도 이전과 다른 방식의 이야기를 이끌어낸다. 새로운 대화의 전개는 새로운 관계를 가져올 수밖에 없다. 새로운 보디채널을 형성하고, 그것을 통해 대화를 연습한 부부 치유 사례에서 보듯 우리는 몸의 대화를 통해 새로운 관계 형성을 도모할 수 있다. 당신도 몸을 통한 표현을 새로 배우면서, 그 과정에서 스스로도 몰랐던 자기 자신, 감정, 욕구와 만날 수 있기를 바란다. 이렇게 우리의 몸은 스스로 말할 수 있고, 그 안에는 삶을 풍요롭게 만들 다채로운 목소리들이 담겨 있다는 것을 잊지 말자.

밤의 핸드워크: 가족과 연인에게

마음을 담은 움직임, 핸드워크

고단한 하루를 보내고 집으로 돌아오면, 몸에 기운이라곤 한 줌도 남아 있지 않다. 그저 빨리 침대에 쓰러져 눕고 싶은 마음뿐이다. 그 모습을 옆에서 바라보는 가족이나 연인은 어떤 마음일까? 아마 도와주거나 위로해주고 싶을 것이다. 그렇지만 실제로는 어찌해야 할지 몰라 결국 아무것도 못 하거나, 걱정되고 안타까운 마음을 표현한다는 게 그만 잔소리로 상대방의 신경을 건드려 서로 스트레스만 받는 경우도 적지 않다. 이런 순간, 말 대신 몸의 언어로 상대의 하루를 위로해줄 수 있다면 얼마나 좋을까? 이제 소중한 상대에게 생기를 전하고, 피로감을 덜어주고, 정서적 공감과 이완 속에서 상대를 잠들게 해줄 방법을 배워보자.

'핸드워크handwork'라 이름 붙은 이 기법은 마사지나 안마와는 조금 다른 방식의 '마음을 담은 움직임'이다. 상대방의 몸에 압력을 가하거나 근육을 주물러 풀어내는 게 아니라, 그가 자기 신체 곳곳을 점이나 선으로 또렷하게 인식하고 감지하도록 도와준다. 호흡과 함께 몸의 특정 부분을 깨우고 이완시키면 자가 치유력이 생겨, 마사지를 받을 때보다 몸이 더 빨리 회복된다. 게다가 보살핌을 받는 사람은 상대가 짚어주는 자기 몸 부분 부분에 집중하면서 심리적으로도 안정을 찾아간다. 안전하고 안정된 스킨십을 통해 상대방에게 정서적인 지지와 평화로운 심상을 전해주는 셈이다.

핸드워크 4단계

핸드워크는 일반적으로 경추 위치부터 더듬어나가게 되는데 이는 만성 스트레스에 시달리는 사람들 대부분이 목뒤가 뻣뻣하게 굳어 있기 때문이다. 두 사람이 서로 역할을 바꿔가며 핸드워크를 해주면 더할 나위 없이 좋은 효과를 거둘 것이다. 시간은 5분 정도면 충분하다. 아래의 순서대로 핸드워크를 실행해보자.

1단계: 경추 위치 알리기

상대방의 옆에 앉는다.

한 손으로 상대방의 이마를 짚고 고개를 조금 뒤로 젖힌다.

고개가 젖혀지면 목뒤에 접히는 부분이 생긴다. 다른 한 손의 엄지와 검지를 이용해 그 안쪽을 짚는다.

상대방에게 경추(목뼈) 위치를 알려준다는 느낌으로 경추 양쪽을 지그시 깊게 누른다. 이때 손이 바쁘고 불규칙하게 움직이지 않도록 주의한다.

상대방의 호흡에 주의를 기울인다. 숨을 내쉴 때 손으로 목뒤를 깊게 지그시 눌러 힘이 근육 안쪽까지 전달되도록 한다. 들이마실 때 손을 뗀다.

다섯 차례로 나누어 위쪽 목뼈부터 가장 아래쪽 목뼈까지 같은 방법으로 짚는다.

2단계: 승모근 상태 알리기

상대방의 뒤에 앉는다.

두 손을 상대방의 어깨에 얹고 상대방의 승모근(목과 어깨에 걸쳐 있는 근육)을 손바닥 전체로 쥔다.

1부터 5까지 천천히 세면서 일정한 빠르기로 손의 압력을 높이는데 각 단계마다 20여 초씩 머문다. 5까지 센 뒤 다시 1로 내려가면서 악력을 서서히 낮춘다. 한 번 시행한 후에는 손을 아래로 늘어뜨리고, 어깨와 손을 풀며 호흡하고 쉰다.

같은 방법으로 두 번 더 시행한다.

두껍다거나 딱딱하다거나 부드럽다는 등 움켜쥐었던 승모근의 느낌을 상대방에게 전달한다. 상대방에게 승모근이 어떻게 느껴지는지 묻는 것도 잊지 말자.

3단계: 등 쓸어내리기

상대방의 뒤에 앉는다.

두 손의 손가락을 세우고 견갑골 사이를 짚는다.

함께 숨을 내쉬면서 등에 묻어 있는 먼지를 세게 떨어낸다는 느낌으로 등을 누르면서 바깥쪽으로 천천히 긁어낸다. 상대방이 통증을 느끼거나 지나치게 앞으로 밀려나지 않도록 주의하며 손끝의 압력을 유지한다.

한 번 실행한 뒤에는 팔을 늘어뜨리고 잠깐 휴식한다. 네 번 반복한다.

이번에는 방향을 바꿔서 위에서 아래로 긁어내린다.

손가락을 세워서 등 가장 위쪽을 짚는다.

손가락이 지나가는 길을 상대방이 인식할 수 있을 정도의 압력을 유지하면서 위와 같은 방법으로 허리선까지 세차게 긁어내린다.

마찬가지 방법으로 네 번 반복한다.

서로의 느낌을 나눈다. 긴장이 누적된 등이 이완과 휴식을 하고

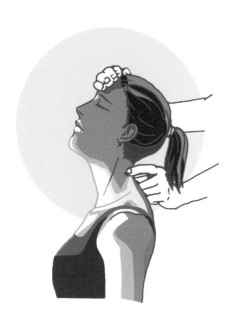

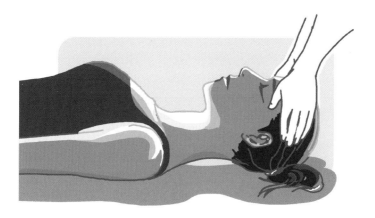

있다는 걸 알게 될 것이다.

4단계: 관자놀이에 손바닥 얹기
천장을 바라보고 누운 상대방의 머리맡에 앉는다.
두 손바닥으로 관자놀이 부분을 감싼다. 이때 손의 압력은 체온을 전달하는 정도로, 머리를 압박하지 않게 주의한다. 심리 상태가 손바닥을 통해 상대방에게 전달될 수 있으니 최대한 평화롭고 안정감 있는 마음을 유지한다.
평화롭게 호흡하면서 손바닥의 느낌에 주목한다. 눈을 감아도 좋다. 1분 정도 느낀 뒤 눈을 뜨고, 상대방의 얼굴을 내려다보거나 상대방이 평안한 시간을 보내기를 바라는 마음을 가진다.

핸드워크는 타인과의 안정적인 접촉을 통해 자신을 돌보고 통찰할 기회를 마련해준다. 이러한 활동은 뇌의 파장을 안정시키고 몸을 가장 편안한 상태로 만들어 질 좋은 수면을 유도한다는 주장도 있다. 실제로 핸드워크 4단계를 실행해본 사람들은 두통이 사라졌다거나 생각이 정리되고 기분이 차분해졌다는 소감을 전해왔다.
핸드워크를 하는 동안 잊지 말아야 할 단 한 가지는 바로 '호흡'이다. 두 사람은 핸드워크가 최고의 효과를 발휘하도록 공들여 숨을 내쉬면서 몸의 감각을 최상으로 일깨우는 데 집중해야 한다. 앞에서 함께 한 세 종류의 핸드워크 모두 근육을 지나치게 사용하거나 힘을 쓸

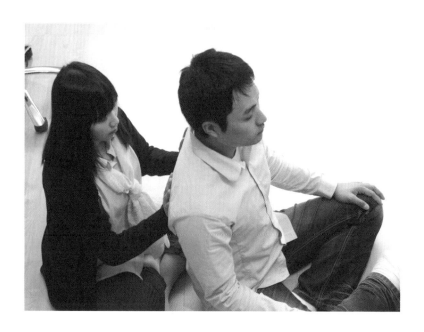

필요가 없다. 잘하려는 마음이 앞서 숨을 잡아두고 충분히 내쉬지 않으면 상대에게 긴장이 전달되어 아무런 효과도 보여주지 못할 것이다. 전력을 가한 동작 후에는 언제나 숨을 내쉬고 휴식하는 것을 잊지 말아야 한다. 짧은 시간이라도 휴식하는 동안 몸은 다시 균형을 되찾고 피로를 털어내며, 순간적으로 흐트러진 자세 역시 회복할 것이다.

이렇게 쉽고 간단한 핸드워크로 내가 사랑해마지않는 나의 가족, 연인, 혹은 동료는 종일 누적된 스트레스에서 해방될 수 있을 것이다. 이 활동을 통해 상대에게 하루의 노고에 대한 위로와 치하의 마음을 전해보자. 상대가 눈에 띄게 빨리 회복하고 활기를 되찾는 것을 직접 보는 기쁨도 느낄 수 있을 것이다.

몸으로 경험하는 리더십

✳

리더십과 팔로어십

리더십이 필요한 사람은 누구일까? 회사 CEO? 조직의 팀장? 이들
이 전부일까? 그렇지 않다. 조직의 가장 낮은 자리에 있는 사람도 매
순간순간 선택과 실행의 리더십이 필요하다. 리더십은 모두에게 필수
적이다. 조직의 리더는 지성과 감성의 채널을 모두 열어놓고 전체 상
황에 대한 데이터를 수신해야 한다. 이런 과정을 흔쾌히 즐기며, 자신
의 결정이 실행되어 현실이 되는 과정을 즐겁다고 느끼는 사람이라
면 타고난 리더십의 소유자라 할 만하다.

반대 개념으로 팔로어십followership이 있다. 팔로어십은 리더가 되

지 못한 이들의 열등함일까? 전혀 그렇지 않다. 복잡하게 얽힌 세상에서 개인이 혼자만의 힘으로 이룰 수 있는 일은 거의 없다. 잘 살아가기 위해서는 자신에게 없거나 부족한 능력을 타인으로부터 지원받아야 한다. 타인과 원활히 협업하는 팔로어십이 필요한 이유다.

이제 이 두 개념을 동작치유 관점에서 한번 바라보자. 리더십은 자신이 처한 상황에 대한 정보를 수집하고, 결단력 있게 마음의 결정을 내린 후 실행에 옮기는 힘이며, 세상과 타인에게 영향을 미치는 마음의 힘이기도 하다. 반면 팔로어십은 실시간으로 상대의 메시지를 수신하고 경청하며 그것을 자신의 현실에 반영하는 능력을 가리킨다. 우리는 이 두 가지 중 어디에 더 재능이 있는 유형일까? 간단하고도 정제된 움직임을 통해 자신의 리더, 팔로어 유형을 알아보고, 그 상호작용의 경이로운 순간들을 경험해보자.

자신의 유형 알아보기

두 사람이 짝을 지어 아래의 방법에 따라 리더와 팔로어의 역할을 연습해본다. 정해진 시간이 끝나면 서로 역할을 바꿔서 처음부터 똑같이 시행해본다. 함께 걸어다닐 수 있을 정도의 공간이 필요하며 편안한 리듬의 음악을 사용해도 좋다. 음악은 리더가 움직임을 결정하고 제안하는 데 영감과 활기를 제공한다. 이 기법은 최소한의 관계와

단선적인 움직임을 통해 리더십과 팔로어십을 발휘하는 일상 속 다양한 순간들을 그림으로 구조화해 선명하게 드러낼 것이다.

1단계
서로 마주보고 상대에게 몸을 여는 연습을 한다.

팔로어 역을 맡은 사람은 두 발을 어깨너비로 딛고 선다. 그리고 눈을 감은 채 어깨를 한껏 들어올렸다가 숨을 내쉬면서 편안하게 떨어뜨린다.

리더는 팔로어를 마주보고 선다. 이때 리더와 팔로어는 상대의 존재를 몸으로 먼저 실감할 수 있어야 한다. 리더가 몸을 약간 움직이는 것이 도움이 될 것이다. 리더 스스로 자신의 몸이 지금 여기에 실재한다는 것을 느꼈다면, 이제 그 느낌을 기반으로 상대를 인지하되, 눈으로만 보는 것이 아니라 몸 전체로 상대방의 존재를 감지해보자. 온몸의 수신기를 열고 자신의 가슴, 무릎, 등까지도 팔로어의 존재를 알아챌 수 있도록 준비해보자.

이제 리더와 팔로어가 서로에게 몸을 여는 연습을 할 차례다. 소통의 시작은 연결과 개방이다. 몸을 열기 위해서는 먼저 몸을 닫아야 한다. 리더는 자신이 닫힌 커튼 뒤에 서 있어 상대방을 볼 수 없다고 상상하자. 그리고 손을 앞으로 뻗어 그 상상의 커튼을 좌우로 천천히 열어보자. 눈앞에 상대가 나타나면 반걸음쯤 앞으로 다가가며 상대와 온전히 마주하자. 이와 같은 심상 동작을 두세 번 정도 반복하면서 열리고 닫힐 때의 차이를 몸으로 경험해보자.

2단계

서로 손끝을 마주대고 신호를 주고받으며 움직인다.

두 사람이 각자 편한 손을 들어올려 검지 끝을 마주대보자. 도톰한 손끝 살이 닿도록 하고 서로를 밀어내는 적당한 힘이 유지되도록 한다. 손끝이 힘없이 닿아 있으면 움직이자마자 손가락이 떨어질 것이고, 한쪽의 힘이 더 세면 상대방이 밀려나 신호를 수신하거나 함께 움직일 수 없으니 주의하자.

손끝이 떨어지지 않게 움직이는 연습을 해보자. 함께 손끝으로 허공에 큰 원을 천천히 그려보자. 성공했다면 차례로 삼각형, 사각형, 별을 그려보자. 움직이면서 힘을 균형 있게 유지하는 일은 생각보다 많은 섬세함과 집중력을 요구한다는 사실을 알게 될 것이다. 이제 손끝을 땅바닥까지 내렸다가 머리 위 가장 높은 곳까지 올려보자. 처음에는 리더와 팔로어 모두 눈을 뜬 채 연습해보고, 그다음에는 팔로어가 눈을 감은 채 리더가 주도적으로 이끌어 연습해보자. 눈을 감고 있는 팔로어는 리더와 마주댄 손끝이 마치 우주와 유일하게 맞닿는 접점이자 통로인 것처럼 느껴질 것이다.

이제 이 접점을 이용해서 팔로어십과 리더십 역할 놀이에 돌입해

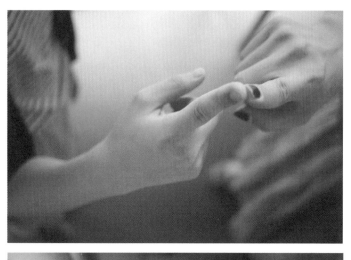

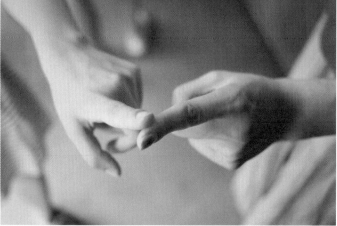

보자. 규칙은 간단하다. 리더는 움직이고 팔로어는 따른다. 리더는 마음대로 손끝으로 움직임을 만들어나가고, 팔로어는 눈을 감은 채 절대 손끝을 놓치지 않겠다는 마음으로 열심히 따라붙는다. 위아래뿐 아니라 앞뒤로도 얼마든지 움직일 수 있다. 리더가 미는 힘을 조금씩 줄여나가며 손끝을 뒤로 빼면 팔로어는 떨어지지 않기 위해, 그리고 미는 힘의 압력을 유지하기 위해 자연스럽게 따라올 것이다.

5분 혹은 10분 정도 말 대신 손끝의 압력으로 소통하면서 즉흥 자유 움직임을 계속하자. 팔로어는 리더가 제안하는 대로 움직이게 된다. 리더는 원하는 방향과 빠르기를 순간적으로 결정해 오로지 손끝으로만 연결된 눈을 감은 팔로어에게 전달한다. 리더는 팔로어에게 피해를 주지 않는 한 자유롭게 움직일 수 있다. 회전하거나 어딘가를 통과하거나, 곡선을 그리거나 그림을 그리는 등 마음속으로 하고 싶은 행동을 발견하고 그에 따르기만 하면 된다. 다만 이 놀이를 하면서 매 순간 달라지는 자신의 기분을 잘 살피고, 어떤 순간에 어떤 마음이 드는지, 떠오르는 기억이나 연상되는 심상은 없는지, 몸의 느낌은 어떤지를 관찰자 시점에서 있는 그대로 살피고 알아챈다면 더욱 좋다. 처음에는 손끝을 놓치는 등 시행착오를 겪겠지만 점점 두 사람의 특성에 따라 움직임의 경향성이 정해질 것이다. 정해진 시간이 끝나면 눈빛을 교환해 감사의 인사를 나누자.

한 점을 통해 타인의 움직임을 통제하고 의사를 전달하는 이 고도로 정제된 몸 놀이는 관계에서 자신의 욕구와 지향, 권력에 대한 심상과 태도를 선명하게 보여준다. 움직임을 이끄는 리더로서의 경험, 그리고 눈을 감은 상태에서 전적으로 상대방에게 의지하며 움직이는 팔로어로서의 경험은 우리에게 역동적인 기억과 연상, 다양한 정서들을 불러일으킬 것이다.

3단계
서로의 몸짓을 관찰하고 그 경험을 공유하는 과정을 통해 나의 리더십 유형을 알아본다.

이제 이 심리적 움직임의 경험을 언어를 통해 나눌 차례다. 아래의 질문에 답하면서 자신의 리더십 유형을 탐색해보고, 성찰의 기회로 삼아보자. 일기를 쓰듯 글로 적거나 짝과 번갈아 묻고 답하는 방식이면 더욱 좋다.

리더와 팔로어 역할 중 어떤 역할이 더 편안하고 즐거웠는가?
두 역할 중 특히 불편했던 역할이 있다면 무엇인가? 그 느낌은 어때했고 불편했던 이유는 무엇인가?
리더 역할을 맡았을 때 어떤 점이 가장 즐거웠나?
팔로어를 이끄는 역할은 마치 무엇과 같았는가? 연상되는 단어들을 나열해보자.
리더 역할을 하면서 가장 큰 걱정거리, 두려움, 방해 요소는 무엇이었나?

팔로어에게 아쉬웠던 점, 바라는 점이 있다면 무엇인가?

몸 놀이 가운데 인상적이었던 움직임의 순간에 대해 묘사해보고 그 이유를 생각해보자.

몸 놀이 가운데 실제 리더일 때의 자신의 모습과 연관지어 해석해볼 만한 순간들이 있었는가? 있었다면 문장으로 표현해보자. (예: 아까 짝과 움직이면서 ~했는데, 아마도 나의 ~한 측면 때문이었던 것 같다. ~한 부분을 좀더 채워나가야겠다.)

아래는 이 몸 놀이를 경험한 참가자들의 소감과 성찰의 지점들이다. 하나하나 짚어가며 읽어본다면 몸 놀이 후 자신의 내면을 분석하는 데 분명 도움이 될 것이다.

소감 1

"팔로어를 이끌고 다니는 내내, 그가 움직이다가 벽이나 다른 사람과 부딪칠까 걱정되고 불안했다. 팔로어가 불편하지 않을까 걱정되고, 표정도 안 좋아 보여 긴장되었으며, 그래서 거의 놀이를 즐길 수 없었다. 어깨가 다 뻐근하다."

성찰해보기

실제로 리더가 된다면 팀원들에게 어떠한 태도를 보일까? 팀을 이끌 때 어떤 어려움이나 고민이 있을까?

소감 2

"눈을 감고 따라가는 건 좀 답답했다. 나중에 리더가 말하길, 나는 눈을 감고 있으면서도 사실은 손끝에 힘을 줘서 움직임을 주도하려 했다고 한다. 내가 리더가 되어 팔로어를 이끌고 다니는 일은 꽤 재미있었다. 서로 어느 정도 교감을 하고 나서는 어떻게 하면 남들이 안 해본 새로운 것을 해볼까 하는 생각에 다양한 것을 시도해봤다. 계속 새로운 시도를 하니 팔로어가 좀 힘들어하는 것 같았지만, 허공에 그림도 그리고 터널을 통과하듯 다른 팀의 팔 아래로 지나갈 때 나처럼 팔로어도 여행하듯 즐거웠으면 좋겠다고 생각했다."

성찰해보기

상황에 주도적이고 결정권을 가질 때 비로소 일에 흥미를 느끼고 창의력을 발휘하는 유형으로 보인다. 상대의 반응을 기반으로 다음 결정을 내리기보다는 자신이 원하는 청사진을 일단 실행에 옮기는 편이다. 실제 상황이라면, 팀을 꾸려갈 때도 새로운 것을 구상하고, 해보지 않은 방식을 시도해보는 탐험가적 기질이 두드러질 것이다. 그렇다면 따라야 하는 팀원의 입장과 느낌은 어떨까?

다음은 남편과 급작스레 사별한 후 아무 준비도 못한 채 육아와 생계를 모두 책임지게 된 여성의 소감이다. 이 여성은 소감에 자신의 심리적 현실이 명료하게 반영되어 있다는 것을 발견하고 눈물지었다. 자신의 힘든 상황을 스스로 깨닫고 알아주며 위안을 받은 감동적인 순간이었다. 이 상황을 염두에 두고 읽어보자.

소감 3

"눈을 감고 있을 때는 편안했고 안정감을 느꼈다. 다양한 요구에 일일이 대응할 필요 없이 단 한 가지, 즉 손끝을 따르는 일만 신경 쓰면 되니 별로 어렵지 않았다. 상대방이 어디로 가야 할지 결정하고 이끌고 다니는 것도 마음에 들었다. 리더 역할을 할 차례가 되자 팔로어 역할을 더 오래 하고 싶다는 생각이 들었다. 팔로어가 내 마음처럼 잘 따라와주지 않을 때는 요즘 다툼이 잦아진 큰딸이 생각나기도 했다."

성찰해보기

가정을 이끌어가는 데도 리더십이 필요하다. 몸과 마음 모두 건강히 유지하면서 리더십을 발휘하려면 어떻게 해야 할까?

리더십은 대상과 상황에 따라 다르게 발휘되기도 한다. 그러므로 이 놀이에서도 팔로어의 기질에 따라 내 안의 리더가 조금씩 다른 얼굴을 하고 나타난다. 그럼에도 리더와 팔로어로서 자신의 행동을 처음부터 끝까지 다각도로 관찰해볼 수 있기 때문에 우리는 자기 분석과 성찰에 필요한 생생한 정보를 얻을 수 있다. 공식은 없다. 다만 스스로의 움직임과 표현을 덤덤히 들여다보며, 그간 겪어온 갈등이나 결핍을 순간적으로 통찰할 뿐이다. 리더와 팔로어가 서로 이야기를 나눈 뒤 스스로 방식을 보완하고 다시 한번 시도하면 더욱 좋다. 리더십 방식이 변화하면 팔로어와의 소통이 어떻게 달라지는지 생생하게 체험할 수 있을 것이다. 몸으로 체화된 리더십 유형을 스스로 읽어낸다면, 모든 상황에 적용하고 참고할 수 있는 나만의 리더십 풀이집을 만들어낼 수 있을 것이다.

무의식의 탐색: 오센틱 무브먼트

무의식의 춤, 오센틱 무브먼트

뉴욕의 한 호텔 로비에서 100여 명의 무용동작치료사들과 함께 오
센틱 무브먼트Authentic Movement를 체험한 적이 있다. 오센틱 무브먼
트를 논문 주제로 정한 뒤 미국으로 날아갔을 때의 얘기다. 미국무용
동작치료협회의 주최로 세계 각국의 무용동작치료사들이 모인 자리
였다.

우리는 함께 믿음의 원 안에서 넘실대며 유영하듯 움직였다. 유럽
에서 온 듯한 할머니 치료사는 한국인이 한의 정서를 표현하듯 바닥
에 주저앉아서 가슴을 치며 통곡했고, 홍콩에서 온 치료사는 무술을

하듯 건강하게 움직여 주변 참가자들에게까지 영향을 미쳤다. 그리스에서 온 치료사는 아주 오랫동안 바닥에 엎드려 있다가 바로 눕더니, 뒤척이고 때때로 팔을 뻗어서 무언가를 잡으려는 듯 움직였다. 후에 얘기를 나눠보니 엄마와의 어릴 적 관계를 재경험했다고 했다.

국적도 나이도 달랐지만 우리는 크나큰 무의식의 바다에서 하나로 연결되었고, 그 안에서 심상을 나누며 존재와 마음을 공유했다. 어떻게 이런 경험이 가능했을까? 이제 우리의 무의식을 수면 위로 이끌어낼 오센틱 무브먼트의 세계에 한 발짝 다가가보자.

오센틱 무브먼트의 태동

한국에서 '진정한 움직임'이라고 번역되기도 하는 '오센틱 무브먼트'는 역사적으로도 현재에도 중요한 무용동작치료 기법이자 방법론의 하나다. 이는 현대무용과 심리학 사이에서 태어난 기법으로, 심리학 영역 중에서도 특히 심상과 무의식을 주요하게 다루는 카를 융 Carl Gustav Jung, 1875~1961. 스위스 정신의학자, 심리학자. 프로이트의 정신분석학에 영향을 받아 분석심리학의 기초를 세웠다의 영향을 받아 탄생했다. 이 기법의 창시자는 무용동작치료의 개척자 중 한 사람인 메리 화이트하우스 Mary Starks Whitehouse, 1911~1979다. 그녀는 당대의 융 학파와 교류하면서 융의 심층분석, 심층 움직임 등을 현대무용 안에서 녹여내 오센틱 무브먼트라는 고유하고 독창적인 방법론을 완성하기에 이르렀다. 자신을 바라봐 주는 이가 있는 상황에서 눈을 감고 자유로운 즉흥 움직임을 펼쳐내는 이 기법은 무용동작치료 기법들 중에서도 규칙이나 가이드가 가장 적다.

오센틱 무브먼트는 사실 가장 비구조화된 기법이다. 쉽게 이야기하면 참가자에게 아무 제한이나 특별한 가이드를 주지 않으며 원하는 대로 움직일 것을 권유하는 자유도가 높은 방식이다. 그러나 무용 전공자가 아닌 일반인에게 "자유롭게 제한 없이 움직여보라"는 말은 대단히 어려운 주문이 아닐 수 없다. 따라서 오센틱 무브먼트는 다양한 사람들을 대상으로 오랫동안 오센틱 무브먼트를 이끌어본 숙련된 무용동작치료사가 초반 도입부를 매우 잘 이끌어야 한다. 유교 문화의 영향으로 체면과 집단의 평가를 중시하는 한국 사람들에게 이러한 도입은 특히나 더 쉽지 않다. 하지만 그만큼 성공했을 때 큰 성과를 기대할 수 있는 작업이기도 하다. 스스로를 오래 억눌러오고 감춰온 사람들에게 움직임을 통한 심리적 해방은 매우 극적인 변화를 가져오기도 한다. 10년이 넘도록 국내외에서 다양한 사람들과 오센틱 무브먼트를 진행해오면서 그러한 경우를 많이 목격할 수 있었다. 참가자들은 마치 신화 속 영웅처럼 무의식의 흥미진진한 여정과 모험 끝에 결국 평생 자신을 옭아매왔던 문제를 해결할 무기를 얻고, 실제로 직업, 인간관계 등에서 중차대한 결단을 내려, 새로운 방식의 삶을 실천하곤 했다.

무의식의 바다로 뛰어들자

　의식의 표면에 찰랑이는 수면만 봐서는 내 마음의 어디가 아픈지 알기 어렵다. 좀더 깊이 잠수해야만 자아라는 큰 배가 암초에 걸렸는지, 해초에 묶였는지, 거센 조류에 휩쓸리고 있는지 알 수 있다. 다행히 우리에겐 매일매일 내면을 여행할 수 있는 기회가 있다. 바로 '꿈'이다. 그러나 밤새 꿈속을 헤매고 다녀도, 눈을 뜨고 잠에서 깨는 순간 그 기억은 거짓말처럼 사라져버리고 만다. 그래서 나에 대한 생생한 정보들을 현실로 소환해서 사용할 수 없는 경우가 허다하다.

　오센틱 무브먼트의 순간은 언제나 경이롭고 감동적이다. 무의식의 우물을 길어 의식 위 움직임으로 표출하기를 반복하는 오센틱 무브먼트를 통해 무의식을 탐색하고, 몸으로 생생하게 체험하고, 움직임 그 자체의 힘이 몸 밖으로 흘러나와 분출되는 것을 경험해보자. 이를 통해 어떤 이는 오래된 신체적 문제를 해결하는 데 도움을 받고, 어떤 이는 자기도 잊고 있었던 힘들었던 기억을 용기 있게 꺼내고 다루는 데 도움을 받는다. 그때그때 몸에 누적된 분노와 스트레스를 덜어내고 해독하기 위해, 또는 '나'라는 존재에 대해 깊이 탐색하기 위해 많은 이들이 오센틱 무브먼트를 경험하고 있다.

　때로는 진지하게, 때로는 흥미롭게 탐험을 떠나듯 오센틱 무브먼트를 생활 속에서 활용해보자. 나는 1년이 넘는 기간 동안 오센틱 무브먼트를 경험하며 탐험일지를 남겼다. 이 일지는 앞으로도 내 인생의 고마운 안내서가 될 것이다. 해외에서처럼 이제 한국에서도 일종의 즉흥 공연으로, 생활 속의 예술로 오센틱 무브먼트를 향유할 날이 멀지 않았다. 그럼 이제 오센틱 무브먼트를 차근차근 시작해보자.

오센틱 무브먼트로 들어가기

오센틱 무브먼트는 어찌 보면 매우 간단하다. 아래 두 가지만 따르면 된다.

눈을 감고 기다린다.
몸이 가는 대로 내버려둔다.

눈을 감고 온몸을 이완시킨 채 움직임이 찾아오기를 기다려보자. 오센틱 무브먼트를 처음 경험하는 사람들은 과연 몸이 움직이기나 할지 걱정하는 경우가 많다. 하지만 실상은 생각과 정반대다. 심장이 쉼 없이 뛰고 호흡이 들고 나면서 온몸이 부풀어올랐다 가라앉기를 반복하는 한, 살아 있는 우리의 몸이 '전혀 움직이지 않는 것'이야말로 불가능한 일이다. 우리는 지금 이 순간에도 계속 움직이고 있다. 부지불식간에 바닥에 주저앉거나, 손사래를 치거나, 발로 바닥을 차거나 한다. 살아 있는 몸은 멈추지 못하고 끊임없이 움직인다. 오센틱 무브먼트를 할 때도 마찬가지다. 따라서 몸의 주인은 아무 계획이나 예측 혹은 걱정도 하지 말고 그저 '내 몸에서 일어나는 움직임의 관찰자'가 되어, 발생하는 움직임을 허용해주고 따라가기만 하면 된다. 메리 화이트하우스의 말을 인용하자면, "움직이는 것I move이 아니라 움직여지는 것I'm moved"이다.

오센틱 무브먼트 경험하기

오센틱 무브먼트의 준비 과정을 마쳤다면 이제 '관계의 재경험'을 시도해볼 차례다. 모든 성장과 치유는 관계 속에서 이루어진다고 해도 과언이 아니다. 개인의 치유와 성장은 바로 유의미한 타인 혹은 환경과 소통하고 상호작용하는 과정을 통해서 이루어진다. 그렇기에 건강한 관계를 재경험하는 일은 분명 성격의 근간을 이루는 애착 관계 및 관계 방식에 변화를 가져온다.

두 사람이 짝을 이루어 한 사람은 주인공이 되어 움직이고, 다른 한 사람은 관찰자가 되어 곁에서 주인공을 지켜보며 관찰한다. 화이트하우스는 이들을 각각 '무버Mover'와 '위트니스Witness'라고 칭했다. 위트니스 역할은 주로 치료사가 맡지만, 그룹 활동일 경우에는 치료사가 전체 과정을 주관하는 가운데 참가자들이 무버와 위트니스 역할을 나누어 맡게 된다.

무버가 눈을 감고 자신의 내적 충동과 심상에 의지해서 공간에 움직임을 꽃피우는 동안, 위트니스는 무버를 지지하는 마음으로 그 모든 과정을 자신의 온몸으로 녹화하듯 지켜보고, 무버의 안전에 관심을 기울인다. 이 활동은 무버와 위트니스가 눈을 마주치며 시작하고 끝이 난다. 특히 시작할 때의 눈빛 교환은 무버가 눈을 감고 난 후에도 위트니스가 변함없는 자세로 자신을 지켜보고 돌봐준다는 사실을 몸으로 인지하고 기억하도록 해준다. 마치 아이가 놀이터에서 친구들과 노는 데 온통 정신이 팔려 있으면서도 한편으로는 양육자가 늘 자신을 지켜보고 보호해주고 있음을 확신하고 있는 것과 같다. 그런 믿음과 안정감을 바탕으로 자기 활동에 집중하는 셈이다.

위트니스에게는 이중의 임무가 있다. 무버의 움직임을 바깥에서 지켜보는 한편, 그동안 자신의 내면에서 일어나는 무의식과 감정의 변화, 기억, 연상까지도 놓치지 말고 있는 그대로 지켜봐야 한다. 무버는 움직임을 꽃피운 직후에 그 움직임을 알아차리고 따라가는 자기 내면의 시선과, 외부에서 감지되고 간접적으로 경험하게 되는 위트니스의 시선을 동시에 갖는다. 이렇게 무버와 위트니스는 각자 두 개의 시선을 가지고 오센틱 무브먼트를 경험하게 된다.

두 개의 시선이 만들어내는 긴장감 속에서 비로소 치유적인 움직임이 가능해지고, 그 움직임은 안팎으로 유의미한 활동이 된다. 오센틱 무브먼트에서 위트니스는 치유와 자기 성찰을 가능케 하는 핵심적 존재라 할 수 있다.

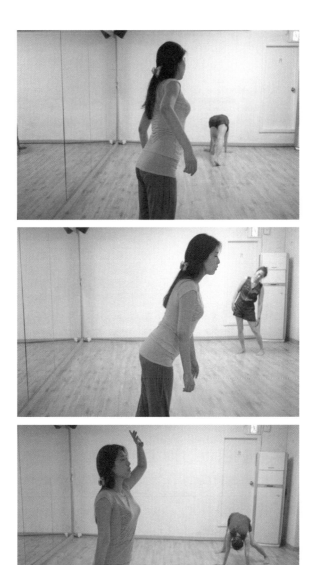

몸으로 행하는 꿈

시작을 알리는 벨이 울리자 서 있는 상태로 눈을 감았다. 새삼스
레 눈을 감기가 두려웠고, 다른 참가자들이 움직이는 소리가 마
치 깊은 밤 여러 명의 자객이 사방에서 날아다니는 소리처럼 들
렸다. 그림자들이 빠르게 움직일 때 나는 꼼짝을 못하고 사방을
경계하며 방어 태세로 엉거주춤 서 있기만 했다. 내가 여기 있다
는 사실을 들키고 싶지 않았고 두렵고 겁이 났다. 그때 우연히 한
발이 땅에서 가볍게 떨어졌는데 마치 내 몸이 하늘로 떠오르는
것 같은 심상이 펼쳐졌다. 땅에서 발을 뗀 채 두 팔을 펼치자 두려
움이 조금 줄어드는 듯했다. 어느새 나는 긴 날개를 지닌 새가 되
어 안개가 자욱한 산맥 위를 날고 있었다. 먼길을 가고 있었는데,
저 멀리에 내 동지들이 있을까 궁금하기도 해서 일단 앞으로 계
속 나아가보기로 했다. (⋯) 나는 나무처럼 바닥에 안착했다. 웅
크린 자세에서 두 팔을 펴고 선 자세로 옮겨가며 마치 넝쿨이 자
라나듯 움직였는데, 온몸의 뼈가 우두둑 소리를 내면서 새로 돋
아나는 듯했다. 온몸에 골고루 힘이 들어찬 듯한 그 느낌이 맘에
들었고, 그렇게 뼈와 관절로 자라나는 나무를 보면서 나도 모르
게 이런 문장을 떠올리고 있었다. "다시는 약해지고 싶지 않아."

—오센틱 무브먼트 참여 소감 중에서

눈을 감고 몸의 충동에 귀기울인 채 가만히 기다리고 있으면 어떤 일들이 벌어질까? 기다리다보면 몸의 곳곳에서 크고 작은 움직임들이 피어난다. 움직임을 허용하면 드디어 나의 무의식이 빚어낸 충동들이 하나의 심상이 되어 눈앞에 펼쳐진다. 위트니스와 주어진 시간을 믿고 기다리는 것만이 이 경험에 이르는 최선이자 유일한 길이다. 의식이 있는 상태이긴 하지만 이러한 심상들은 마치 꿈을 꾸듯 일종의 스토리를 가지게 되고, 때로는 말도 안 되는 상황으로 이어지기도 한다. 수풀 속에 웅크리고 앉아 있거나, 제단 위에 올라가 누워 있고, 또 누군가와 접촉한 뒤 놀라 물러서기도 한다.

한편 몸의 주인은 자유연상적인 움직임을 끊임없이 방해하는 다양한 훼방꾼들을 물리쳐야만 한다.

'나를 지켜보는 사람이 지루해하면 어떻게 하지?'

'바깥에서는 이 동작이 좀 해괴해 보이지 않을까?'

이런 다양한 목소리들이 내면에서 들려올 것이다. 그럴 때는 자신이 이런 생각을 하고 있다는 사실까지도 있는 그대로 받아들이고 흘려보내며 견뎌야 한다.

꿈을 꾸는 것과 행하는 것은 다르다

움직임과 심상이 충분히 피어난 후, 이것을 글과 그림, 이야기로 공유하는 과정을 거친다. 그러면서 우리는 스스로에게 필요한 치유적 통찰을 얻는다. 꿈을 분석하는 데 사용되는 여러 틀이 오센틱 무브먼트에도 그대로 적용되지만, 잠자면서 꾼 꿈과 몸으로 실행해 경험한 심상에는 분명 차이점이 존재한다. 꿈을 꾸는 것과 꿈을 행하는 것, 이 둘은 어떤 차이가 있을까?

몸은 잠들어 있는데 뇌의 전기 신호만으로 심상을 경험하는 것이 '생각만 한 일'이라면, 몸이 겪는 자극과 충동을 바탕으로 심상을 떠올려, 그 심상 안의 상황들을 몸으로 행하는 것은 '실제로 행한 일'과 같다. 원한이 맺힌 사람에게 찾아가 울고 바닥을 치면서 온몸으로 하고 싶은 이야기를 쏟아낸다면, 들킬까봐 두려운 어떤 비밀을 안전한 곳으로 옮기고 자물쇠까지 채워 꼭꼭 숨긴다면, 가슴속 오래된 상처를 짜내 시퍼런 물로 흘려보낸다면, 얼마나 후련하겠는가? 꼭 해보고 싶었지만 그저 꿈만 꾸었던 일을 오센틱 무브먼트를 통해 해내고 나면 몸과 무의식은 소원을 이룬 듯한 성취감을 맛보게 되고 이는 생리학적·신경학적 차원의 변화로 이어진다. 게다가 꿈과 달리 오센틱 무브먼트에는 목격자가 있다. 외부에서 나의 무의식적 움직임을 기록하고 기억해주는 위트니스다. 우리는 위트니스와 이야기를 나누는 과정을 통해 몸으로 꾼 자신의 꿈을 한 번 더 통찰할 기회를 얻게 된다.

173

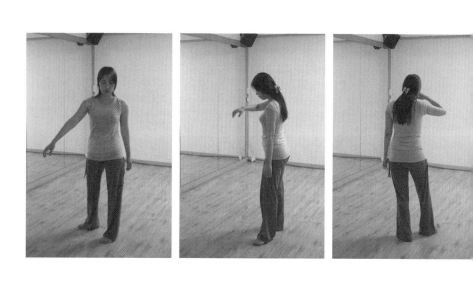

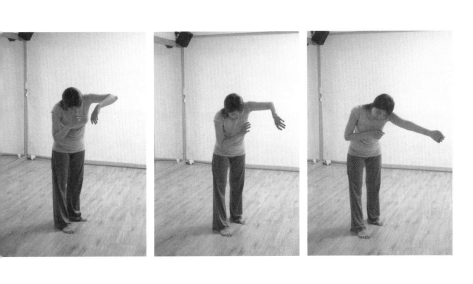

5부

움직임으로 위기 상황을
극복하자

슬픔과 우울에서 벗어나기

우울감, 충분히 존중하고 제대로 앓기

정당한 분노라 할지라도 제때 발산할 수 있는 경우가 얼마나 될까? 분노의 대상이 회사 상사이거나 어른일 경우, 우리는 분노를 숨긴다. 혹은 화내고 이성을 잃는 자신을 받아들이지 못하고 스스로의 감정을 배반한다. 분노를 표출했다가 자칫 그 결과가 실직이나 관계 단절로 이어질 수도 있기 때문이다. 대신 우리는 몸 안에 분노와 슬픔을 꾹꾹 눌러 담고는 술이나 수다, 혹은 다른 것에의 중독으로 이를 해소하려 든다. 외부로 발산되지 못한 분노는 몸 안에 고여 결국 우울감을 불러온다.

우울감이란 우울증의 전 단계를 말하는데, 오래 방치될 경우 심각한 우울증이 된다. 초반의 우울감은 결코 증상이나 질병이라고 할 수 없다. 이는 살아 있는 존재의 건강한 심리적 반응이다. 살아 있으며 환경에 반응하고 있다는 생생한 증거다. 또 어떤 때는 외부 상황이나 조건이 나를 충분히 존중하지 않는 방식으로 돌아가고 있다는 사실을 알려주는 무의식의 귀한 메시지다. 우리는 이 단계의 우울감을 충분히 존중하고 앓음으로써, 역설적으로 우울로부터 해방될 수 있다. 그러면 우울감을 제때에 충분히 누리고 표현하려면 어떻게 해야 할까?

우울감 마주보기

우울함, 분노, 무기력은 몸의 주인이 감지하지 못한 채 모호하게 쌓여 내면을 장악할 때 가장 위험하다. 즉, 이런 감정들을 완전히 허용하지도, 완전히 제거하지도 못한 채 전전긍긍하다보면 우울감에 일상이 잠식될 수 있다. 마치 유령처럼 나를 장악하고 있는 이 실체 없는 우울감을 이제 정면으로 마주보자.

처음으로 할 일은 우울감에 이름을 붙이고, 색깔을 부여하고, 리듬감을 불어넣는 작업이다. 아래 질문에 답해보자.

어느 정도로 우울한가?

우울한 느낌을 날씨에 비유해 말해보자. 어떤 날씨인가?

몸의 어느 부분에서 우울감이 가장 강하게 느껴지는가?

이름을 붙이고 측량하다보면 감정을 자신의 통제와 사고의 틀 안으로 가져올 수 있다. 그러면 이제껏 내 것 같지 않던 내 마음을 제대로 파악하고 그 마음의 주인이 될 수 있을 것이다.

우울함을 표출하는 방법

우울감 마주보기를 끝냈다면 이제 동작치유를 경험해보자. 아무에게 피해를 주지 않으면서도, 자기 안의 우울감과 슬픔을 최대한 원형 그대로 표현해낼 수 있는 동작을 연습하게 될 것이다. 이 방법은 우울과 슬픔에 관여하는 호흡, 감각, 자세 등, 신체적인 부분들을 움직여보는 것으로, 보이지 않는 추상적인 기분을 보다 생생하게 현실로 다룰수 있도록 도와준다. 만약 하루종일 우울한 기분이 2주 이상 지속된다면 우울증이 아닌지 의심해봐야 하는 상태이므로 전문가의 도움을 받기를 권한다. 하지만 일과 공부 등 일상생활은 가능하지만 우울감 때문에 자주 곤란을 겪는 정도라면 다음의 동작치유가 도움이 될 것이다.

아래는 동작치유로 들어가기 전 준비운동이다. 함께 해보자.

혼자 움직일 수 있는 조용하고 안전한 장소를 택한다.

두 발을 바닥에 잘 딛고 안정감 있게 서서, 눈을 감고 자신의 호흡을 느낀다.

호흡이 어디로 어떻게 들어와서 어떻게 나가는지 잠시 평온하게 들여다본다. 호흡이 드나드는 길을 생각하며 고요하게 호흡에 집중한다.

준비가 끝났다면 이제 본격적으로 동작치유를 연습해보자. 아래의 방법을 따라가되, 힘에 부친다면 마음에 드는 한 가지 방식만 선택해서 연습해도 괜찮다.

1단계

온몸으로 그 감정을 느껴보려 시도한다.

들숨과 날숨을 지속하면서 최근, 혹은 현재의 우울감을 충분히 느껴본다. 몸을 그 느낌으로 가득 채운다는 마음으로 표정과 자세, 호흡과 근육의 긴장을 총동원해서 우울감을 충분히 재현하고 재경험한다. 누군가에게 내 슬픔을 호소하고 하소연하는 느낌으로 시도해도 좋다. 우울감을 몸으로 표현하되 최대한 내면의 이미지가 원형 그대로 몸에 반영되도록 움직여보자. 다리를 아무렇게나 힘없이 늘어뜨리거나, 바람에 빨래가 흔들리듯 몸을 맥없이 무의미하게 흔드는 모습일 수도 있다. 어떤 자세나 움직임도 허용된다.

2단계
우울감의 스펙트럼을 경험한다.

우울감의 정도를 0에서 10까지 숫자로 표현해보자. 정확하지 않아도 좋다. 중요한 것은 감정의 정도를 스스로 측정한다는 사실 자체이다. 숫자를 정했다면 천천히 더 큰 숫자로 옮겨가며 우울감을 증폭하자. 최고점, 즉 10에 이르면 그 상태로 잠시 머물면서 어떤 느낌인지, 견딜 수 있는지 없는지 살핀다. 그뒤 마찬가지 방법으로 천천히 더 작은 숫자로 옮겨가며 단계별로 우울감이 사라져 완전히 0에 이르는 과정을 몸으로 경험해보라. 절대 빨리 지나쳐서는 안 된다. 숫자 하나하나마다 명료한 감정 변화를 경험해야 한다.

이 과정을 한 번 거쳤다면 두세 번 반복해보자. 숫자가 줄어들면서 몸의 움직임도 달라진다는 것을 느낄 것이다. 잔뜩 구부렸다가 편안히 서 있는 자세로 되돌아올 수도 있고, 울 것처럼 찡그린 표정이 서서히 잠자는 표정으로 바뀔 수도 있다. 거듭 말하지만 중요한 것은 한 단계 한 단계에 충분히 머무는 것이다.

이 과정을 마치고 나면 내면에 고착되어 있다고 생각했던 우울감이 어느 정도 조절 가능한 유연한 감정으로 바뀌어 있을 것이다. 이런 변화는 몸의 감각을 함께 동원했기에 가능한 일이다. '좀더 쾌활해지자. 우울감을 떨쳐버리고 가벼워지자'라고 머릿속에서 아무리 요구해도 온몸이 협조하지 않으면 감정은 끄떡도 하지 않는다.

3단계
감정을 선명한 이미지로 빚어낸다.

이제 다시 눈을 감고 몸 안에 가득한 우울감을 들여다보자. 고개를 약간 아래로 숙인 채 마치 몸 안을 들여다보는 듯한 느낌으로 들여다보자. 무엇이 보이는가? 어떻게 보이는가? 떠오르는 색이나 이미지, 질감, 풍경 등이 있다면 그것이 치유의 좋은 시작이 될 수 있다. 당신의 우울한 감정은 어떤 빛깔인가? 누군가는 우울함은 검은색이고, 슬픔은 노란색이라고 말한다. 당신의 우울함은 어떤 빛깔인가? 또한 그 우울함과 슬픔은 연기 같은가, 물 같은가, 아니면 돌덩이 같은가? 그 감정의 촉감은 어떤가? 긴 시간 동안 나의 하루하루를 망치고 나의 존재를 장악하기도 했던 정체를 알 수 없는 우울감은 어찌 보면 뜬구름 잡는 듯 보이는 이러한 질문들을 통해 조금씩 자기 형상을 드러내기 시작할 것이다.

이렇게 발견하게 된 심상에 좀더 빛을 쏘이고 관심을 기울이면 그것은 천천히 선명한 이미지, 하나의 대상으로 변해갈 것이다. 그 대상이 무엇인지 마주보자. 단단한 암석, 다 타버린 잿더미, 푸르고 끈적끈 적한 기름 바다일 수도 있다. 혹은 눈물이 고인 네모난 통, 황무지, 유령 같은 옷을 입은 사람일 수도 있다. 우울하고 슬픈 감정은 이제 무엇이 되었는가? 가능하다면 그 입체적이고 생생한 이미지를 글이나 그림으로 상세히 기록해두자. 명심하자. 누가 더 잘하는지, 혹은 누구의 이미지가 더 생생하고 훌륭한지는 전혀 중요하지 않다. 심상이 떠오르는 속도가 더디고 심상이 흐릿하더라도 그것이 내가 스스로에게 집중하고 관심을 두어서 발견한 것이라면 좋은 효과를 얻을 수 있다.

4단계
마음속의 이미지, 심상으로 놀아본다.

이제 우울감을 소재로 마음속에 빚어놓은 이미지가 우리 앞에 있다. 그것을 두 손으로 만지고 마음의 눈으로 바라보기도 하면서 충분히 탐색해보려 한다. 무게와 촉감은 어떤가? 마치 아이가 장난감을 가지고 놀듯이 호기심을 가지고 충분히 이미지를 들여다보고 만지작거리고 건드려보자. 하고 싶은 대로, 원하는 대로 충분히 가지고 놀아보자. 그러다보면 목격하게 될 것이다. 살아 있는 듯 이미지가 조금씩 다른 것으로 변해가는 모습을.
우리 몸이 살아 숨쉬고 매 순간 움직이며 변화하듯, 그 이미지 또한 충분히 들여다보고 기회를 주고 다양하게 만나면 스스로 생명력을 가지고 변화하기 시작할 것이다. 계속 가지고 놀기만 하면 그 이미지는 저절로 변화하면서 치유력을 발휘해 전보다 더 건강한 상태가 될 것이다. 일시적으로 더 어두운 것이 될 수도 있지만, 그 또한 과정으로 여기고 계속 놀다보면 멈추었던 감정의 변화가 이어지면서 마침내 스스로를 우울함에서 구할 나만의 형상이 완성될 것이다.

아무리 기괴하고 얼토당토않은 이미지라도 괜찮다. 아니, 오히려 더 좋다. 우리의 무의식이 만들어낸 작품인 꿈은 이 세상에 존재하는 재료들로 항상 황당무계한 이야기를 꾸며내기 마련이니까. 예를 들어 한 내담자는 불그죽죽한 털실을 감았다가 사방으로 풀어내는 작업을 한없이 반복하면서 우울감에 사로잡힌 스스로를 도울 수 있었다. 풀어낸 털실을 사방에 널기도 하고 입안에 털실을 풀어내기도 하고 뭉쳐서 던지기도 하면서 자기 공간을 온통 털실로 물들이는 놀이를 한참 동안 즐겼다. 나중에는 음악을 틀어놓고 마치 연극이나 춤처럼 그 놀이를 되풀이해 몸의 기억으로 남겼다. 또다른 내담자는 딱딱한 암석을 두 손으로 조물조물 만지다보니 어느새 찰흙으로 변했고 점점 양이 줄더니 나중에는 가루가 되어 사라졌다는 이야기를 들려주었다. 그렇게 이미지가 변화하면서 정서와 무의식에 고착되었던 문제들도 함께 변화하고 스스로를 치유해나간다. 이전에는 언어를 활용한 설득이나 인지적인 교정으로도 아무런 개선을 볼 수 없었던 고착된 문제들이 이미지의 변화와 함께 유연해지고 해결된다. 누구나 자기만의 치유 작업을 위한 이미지를 만들어낼 수 있고, 그 이미지가 정말 나로부터 나온 것이라면 그것은 세상에 단 하나뿐인 독특한 것이라 할 수 있다. 우리는 그 귀한 이미지를 활용해서 오랜 기간 삶을 힘들게 했던 관계의 반복되는 패턴, 반응 양식, 미해결 문제, 신체 증상 들의 변화를 경험할 수 있다.

우울과 슬픔에 생로병사를 허하라

살아 있다는 것은 심장박동을 정지하거나 호흡을 멈출 수 없다는 뜻이다. 살아 있는 몸이 그렇듯 살아 있는 정서 또한 정지하거나 고정될 수 없다. 인간의 감정은 세포와 마찬가지로 나름의 생로병사를 겪으며 성장하고 소멸한다. 하지만 부정되거나 억압될 때, 혹은 성숙하게 다루어지지 않을 때 감정은 순리를 거슬러 내면에 고착되고, 성장을 멈춰버린다. 그래서 우울감과 슬픔이 해소되지 않고 쌓이면 일상을 방해하는 천덕꾸러기가 된다. 그러나 한번 태어난 감정은 포기하지 않고 살아 있는 내내 자기 존재를 주인에게 알리려 문을 두드린다. 이제 문을 열고 그 감정을 바라보고, 이름을 묻고, 원하는 것을 들어줄 때다.

마치 어미가 아이를 들여다보듯, 친구의 말에 귀기울여주듯, 우리가 그 감정에 관심을 기울인다면 어떻게 될까? 그러면 감정은 자신의 소임을 다한 뒤 자연스레 생로병사를 겪으며 사라질 것이다. 물론 그

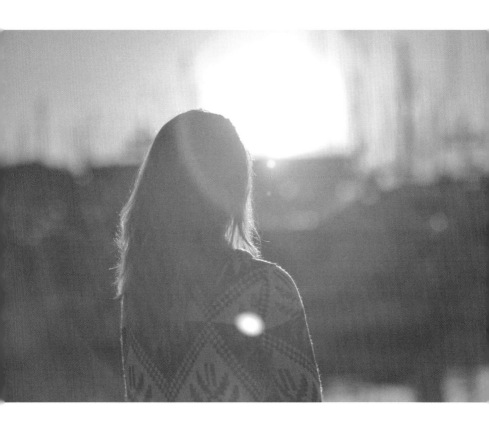

러려면 머릿속으로 혹은 펜 끝으로만 감정을 마주하는 데 그치지 말고, 따뜻한 피와 호흡을 따라 몸으로 직접 경험해야만 한다.

앞에서 배운 동작치유를 5분 정도 연습해보자. 그리고 용기가 생기면 조금씩 시간을 늘리며 연습을 계속해보자. 아침, 혹은 하루 중 우울함이 고조되어 힘든 순간이나 잠들기 전에 놀이하듯, 하지만 진지하게 경험해보자.

흡연에서 벗어나기

흡연의 용도를 밝히다

담배를 끊고 싶지만 그러지 못해 괴로워하는 사람들이 점점 더 늘어나고 있다. 흡연은 화학적 중독 활동으로 분류되곤 한다. 니코틴 흡수량은 개인에 따라 다르며, 흡연을 시작한 지 얼마 안 된 초기 흡연자일수록 화학적 중독 수준은 낮다. 그런데 동작치유적 관점에서 보자면 흡연은 내 몸에 각인된 여러 욕구가 불러일으키는 활동이기도 하다. 흡연의 다양한 면모들, 자신의 흡연 패턴 그리고 흡연이 자신에게 구체적으로 끼치는 영향을 한번 살펴보자. 이 작업을 통해 우리는 자기 자신을 더 깊이 이해하게 될 것이다. 그리고 금연에 실패하는 이유 역시 좀더 상세하게 알아낼 수 있을 것이다.

흡연의 출발점을 기억하자

담배를 피우게 된 계기를 각자 떠올려보자. 또래 친구들이 모두 피워서 동화되고 싶은 마음으로 시작했을 수도 있고, 선생님이나 부모님, 혹은 사회에 대한 막연한 저항과 반항으로 담배를 선택했을 수도 있다. 이유가 무엇이건 스스로 흡연을 결정하고 실천했던 그 시점으로 돌아가서, 그때의 정황과 심리적인 상황에 대해 짧은 글을 써보자. 생애 최초의 흡연 순간에 대해 진지한 기록을 남겨보는 것이다. 최초의 경험은 몸에 강력한 원형으로 각인되었을 가능성이 높다. 그리고 이 원형은 이후에 유사한 상황에서 강력한 욕구를 불러일으키곤 한다. 그러니 담배를 끊지 못하는 현재의 나 자신을 책망하는 대신, 첫 흡연의 순간을 기억해 그 안에서 심리적 결핍, 반복되는 메시지 등을 찾아보자.

흡연은 호흡하고자 하는 욕구다

담배 연기에는 체내 산소 비율을 낮추고 일산화탄소 비율을 높이는 해로운 성분이 대거 포함되어 있다. 그럼에도 불구하고, 대부분의 흡연자들은 한번 속 시원하게 숨을 쉬고 싶어서 담배를 집어든다. 아이러니하게도 '호흡 욕구'가 흡연 활동을 자극하는 셈이다.

기나긴 회의 자리에서 답답한 공기와 무거운 분위기로 숨이 탁 막히고 아무 생각도 나지 않을 때, 사람들은 휴식 시간을 이용해서 다급하게 담배를 물곤 한다. 스트레스는 담배의 가장 가까운 친구라 해도 과언이 아니다. 사실 스트레스는 원활한 호흡을 방해해 뇌와 신체 전역에 충분한 산소를 보내지 못하게 하고, 순환계, 소화계를 원활하게 작동시키는 일도 방해한다. 그런데 이때 담배가 막힌 숨을 뚫어주는 호흡 유도제 역할을 해내고 있는 것이다. 왜 이런 일이 벌어질까?

흡연을 하려면 우리는 일단 호흡을 통제해야만 한다. 먼저 담배를 물고 연기를 폐 안쪽까지 들이마셔야 하고, 다음에는 남김없이 세차게 내쉬어야 한다. 이때 담배가 타들어가는 소리나 뿜어져나오는 연기 등의 청각적, 시각적 정보들이 우리의 호흡을 생생하게 느끼게 해준다. 흡연이 호흡을 시각화, 청각화하는 셈이다.

연기가 흩어지는 모양을 '보는 활동' 역시 흡연의 중요한 효과 중 하나다. 하얀 연기가 서로 꼬이기도 하고 풀리기도 하면서 아스라이 흩어지는 모습을 통해 우리는 일종의 '심상 치료'를 받게 된다. 그 모습을 보며 몸을 이완시키고 근육을 푼다. 어쩌면 그러면서 막혀 있던 아이디어나 생각, 감수성이 술술 풀려나오는지도 모른다. 동작치유의 관점에서 흡연은 호흡을 더 잘하고 싶은 욕구이자 신체적 이완을 유

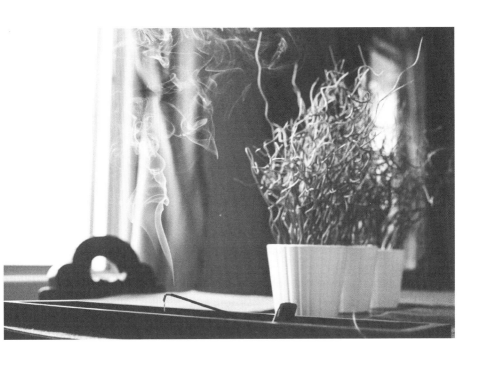

도하는 일종의 충족 활동으로도 볼 수 있다.

담배를 대신할 그 무엇을 찾자

흡연 욕구가 일 때 열심히 꾹 참고 억제하면 오히려 욕구가 무럭무럭 자라기만 한다. 이럴 때는 어떻게 해야 할까?

'타임머신 기법'으로 이 위기 상황을 극복해보자. 이 기법은 상상력을 통해 흡연 욕구를 떨쳐버리는 방법이다. 먼저 몸에 남아 있는 경험과 느낌을 활용해 담배를 피우고 난 다음의 시점으로 나를 옮겨본다. 적극적으로 그 상황을 상상하면서 흡연 후 입안에 남는 텁텁함을, 또다시 자신과의 약속을 저버렸다는 자책감과 후회의 감정을 느낀다. 적극적인 상상은 뇌로 전달되어 실제 행동을 했을 때와 유사한 반응을 불러일으킨다. 상상을 마치고 현재로 돌아오면, 이전의 강력하고 통제 불가능했던 흡연 욕구가 조금은 달라져 있는 것을 확인할 수 있다.

흡연자들에겐 흥미롭게도 각자 자기만의 '흡연 용도'가 있다. 이제 이 흡연 용도를 통해 위기 상황을 탈출하는 방법을 익혀보자. 먼저 자신의 흡연 활동을 관찰자의 입장이 되어 지켜보고, 흡연 행위 중 어떤 단계에서 가장 큰 쾌락과 위안을 얻는지 발견해보자. 가장 큰 위안을 주는 행위를 찾아냈다면, 흡연 욕구에 시달리는 그 순간 그와 가장 유사한 행위를 떠올려보자. 힘주어 연기를 일정하게 내뿜는 단계에서 큰 위안과 행복감을 얻는다면 휘파람이나 피리를 부는 행위를 떠올려볼 수 있을 것이다. 호흡 장애와 공황 상태에서 벗어나고 숨을 일정하게 내뱉기 위해 흡연을 선택하는 스스로를 발견했다면 옆구리나 등에 손바닥을 댄 상태로 복식호흡하는 장면을 상상할 수 있다. 자기만의 흡연 용도를 찾지 못한다면 금연의 길은 더욱 멀어진다. 화학적 중독 이외에 어떤 결핍과 욕구가 있는지를 찾아내고, 그 결핍과 욕구를 충분히 존중하고 달래야만 몸과 마음의 평화를 얻을 수 있을 것이다.

흡연이 유일한 탈출구가 아니다

스트레스를 받는 상황에서 담배라는 탈출구를 한번 경험하게 되면 습관적 흡연으로 이어질 가능성이 크다. 왜냐하면 그 상황에서 심리적, 신체적으로 선택할 수 있는 다른 출구가 거의 없기 때문이다. 그렇기에 금연 기간 동안 흡연자들은 주변 사람들의 지지와 보호를 받아야만 한다. 개인의 의지나 죄책감에 의지해서 무조건 억제하는 방식으로는 해결되지 않는다. 금연이 희생이나 억제가 아닌 선택이 될 때까지 자신의 욕구와 대화하고, 주변의 환경들을 바꾸어주는 것이 필요하다. 이렇게 우리 몸과 마음을 탐구하고 설득하자. 내 몸이 허락하고 협조하지 않는다면 지속적으로 유지되는 근본적 변화는 일어나지 않는다.

섭식 장애 극복하기

먹고 삼키는 일, 일생일대의 사건

하루하루 열심히 살았을 뿐인데, 어느 날 정신 차려보니 회사에서 받은 스트레스가 해결이 안 되면 나도 모르게 간식, 야식으로 과식을 하는 습관이 생겼어요. 스트레스가 계속되고 심해져 스스로를 벌주고 싶었던 건지…… 엄청나게 폭식하고 나면 한두 시간 후에는 언제나 후회와 죄책감에 심하게 휩싸였죠. 계속 늘어가는 체중과 망가져가는 몸이 떠올라 덜컥 겁이 나서, 화장실로 달려가 손가락을 입에 넣고 일부러 토한 적도 있어요. 밖에서는 유능한 척하지만 먹는 거 하나 조절 못하는 스스로가 점점 더 혐오스러워졌어요. 음식을 경계하고 증오하는 마음까지도 생겼지만, 한 번 먹고 싶은 충동이 일면 정신을 잃고 입안에 음식을 밀어넣곤 했어요.

한 30대 전문직 여성이 상담 시간에 남긴 고백이다. 다른 영역에서는 고도의 능력과 인내심을 발휘하는 사람들이 왜 과식과 폭식의 노예가 되고, 식이 장애를 겪으며 체중 조절에 실패하곤 할까? 지금도 도시에 사는 많은 성인들은 경중의 차이는 있으나 먹는 일을 둘러싼 다양한 문제로 고통받고, 이로 인해 삶의 활력을 빼앗기고 있다.

사실 섭식은 우리의 무의식과 관련이 깊은 활동이다. 우리는 어떨 때 음식을 먹거나 먹기로 결정하는가? 앞에 놓인 음식물이 맛있어 보여서 손을 뻗었다면, 이는 음식에 대한 시각 정보가 이전의 미각 경험을 기억해 그때의 만족감을 다시 체험하려는 욕구를 불러일으킨 결과다. 해결되지 않은 감정이나 무의식 에너지도 섭식 활동 곳곳에 스며들어 습관과 성향을 좌지우지한다. 심리적 결핍, 혹은 어떤 특정한 맛을 경험하고 싶은 마음 때문에 음식을 섭취할 때도 있다. 만약 우리가 단지 생존과 활동을 위해 음식을 먹는 것이라면 그 많은 기호 식품과 과잉 섭취는 어떻게 설명할 것인가?

'외로움을 씹는 건지, 음식을 먹는 건지 모르겠다'는 말을 들어본 적이 있다. 많은 경우 우리는 심리적인 불안정을 다스리기 위해 충동적으로 먹는 활동을 한다. 음식을 먹는 사람의 호흡, 긴장 상태, 움직

197

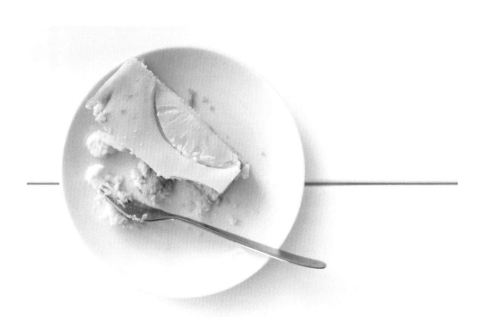

임을 관찰해보면, 조금은 흥분된 상태라는 것을 알 수 있다. 흥분된 상태로 충동에 이끌려 먹으면서, 사람들은 대부분 실제로 무엇을 얼마나 어떻게 먹었는지 실감하는 데 실패한다. 심지어 먹는 과정을 마술적이고 비현실적인 방식으로 포장하거나 왜곡하기도 한다.

음식을 먹는 일은 몸이 겪을 수 있는 가장 극적인 사건이다. 피부에 무언가를 바르거나, 누가 만지기만 해도 우리 몸은 큰 영향을 받곤 한다. 그런데 '먹기'라는 활동은 외부 물질이 우리 몸속을 지나가는 일이니 얼마나 극적이고 중대한 사건인가? 그런데도 우리는 이를 일상적인 활동으로 치부해버리고 이 일을 습관적으로 해치운다.

해체된 신체상, 허약한 자아가 섭식 장애를 부른다

우리는 왜 폭식을 하게 될까? 다음과 같은 사례가 있다. 평소 자기 몸이 편안하게 느껴지지 않는 여성이 있었다. 그녀에게 자기 몸이 어떻게 느껴지냐고 물으면 팔과 다리, 머리 등 몸의 각 부분들이 붙어 있지 않고 따로 떨어져 있으며, 언제라도 흩어져버릴 것 같은 불안감에 사로잡힌다고 했다. 폭식증 진단을 받고 치료를 받게 되었는데, 상담을 진행하면서 다음과 같은 사실이 밝혀졌다. 그녀는 평소 음식을 입에 넣고 침과 섞어서 씹으면 음식이 마치 끈끈한 아교처럼 느껴졌고, 그것을 삼키면 아교가 몸 곳곳에 스며들어 흩어지려는 몸의 각 부분들을 서로 붙여주고 유지시켜주는 듯한 느낌을 받았다는 것이다. 그래서 불안한 감정이 올라올 때마다 급하게 음식을 씹어 삼켜 가상의 신체상을 유지하곤 했다.

동작치유 시간에 만난 여성 여러 명이 섭식 장애에 관한 이야기를 털어놓았다. 스스로가 유령이나 공기 같아서 흩어져버릴 것 같다고 말한 내담자도 있었다. 그녀들의 공통점은 평소 자신의 존재가 확실하고 안전하게 실재한다는 느낌을 잘 받지 못했다는 것이다. 음식물로 가득 배를 채운 다음에야, 포만감을 넘어서는 약간의 통증, 무게감, 음식을 소화시키는 장기의 느낌 등으로 자신의 존재감을 느끼고 안정감을 얻을 수 있었다. 이렇게 우리는 스스로에 대한 확신이 없고, 불안감이 높고, 내 몸이 실재한다는 사실을 확인받고 싶은 경우, 음식을 허겁지겁 삼킨다.

먹기 활동 11단계

이제 우리 육체와 마음을 동시에 채워주는 행복한 섭식을 시도해보자. 그러기 위해 우리는 먼저 '먹기'라는 활동이 정확히 어떤 것인지 공부해야 한다. '먹기'는 생각보다 꽤 여러 단계의 활동으로 나뉜다.

1단계: 바라보기

음식이 있다는 것을 알아챈다. 음식을 바라본다. 음식을 욕망한다.

2단계: 다가가기

음식으로 손을 뻗는다. 먹기 위해 다가간다.

3단계: 가져오기

손이나 도구를 사용해 음식을 바로 앞까지 가져온다.

4단계: 눈으로 보고 코로 맡기

입에 들어갈 음식의 외관을 본다. 위생 상태, 양이나 색 등을 확인한다. 냄새를 맡고 온도를 감지한다.

5단계: 입안에 넣기

입을 벌리고 음식물을 입안에 넣는다.

6단계: 느끼기

입안에 들어간 음식물의 질감이나 맛, 향을 느낀다.

7단계: 씹기

이를 사용해서 원하는 속도와 강도로 씹으면서 잘게 부순다.

8단계: 머금기

삼키기 전에 음식물을 머금고 원하는 맛이나 향, 질감을 본인이 원하는 만큼 충분히 느낀다.

9단계: 삼키기

목구멍 안쪽으로 음식물을 넘긴다.

10단계: 이동시키기

연동 활동을 통해 위장까지 음식물을 옮긴다.

11단계: 축적하기

음식물을 위장에 저장한다. 위는 포만감을 뇌로 전달하고, 뇌는 음식물이 위장에 어느 정도 축적되었는지 감지한 뒤 식사 종결 시점을 결정한다.

음식을 먹으면서 우리는 위의 단계 중 몇 단계나 감지하고 있을까? 무엇이든 먹으면서 한번 빠르게 점검해보자. 현대인의 식사는 속전속결로 해결되는 경우가 많아, 10분도 채 안 되는 시간에 끝나기도 한다. 씹으면서 삼키고, 그와 동시에 젓가락으로 다음에 입에 넣을 음식을 집으면서 눈은 또 다음에 집을 것을 물색하느라 정신이 없다. 조금 흥분된 상태에서 충동과 심리적 결핍이 이끄는 대로 이렇게 정신없이 삼키다보면 어느새 식사가 끝난다. 이 과정에서 시각과 후각, 미각과 삼키는 근감각, 장기에서 오는 포만감은 거의 감지되지 못하고 차단된다. 마치 마법에 걸린 것처럼, 음식에 대한 욕구에 사로잡혀 자기도 모르는 힘에 이끌려 음식을 섭취하고는 후회나 불쾌한 느낌에 시달린다. 이런 불량한 섭식 활동은 삶의 질을 떨어뜨리고 원초적인 수준의 행복감을 훼손하곤 한다. 더 안타까운 것은 섭식 욕구를 일으켰던 결핍과 불안은 식사가 끝나도 해소되지 않는다는 사실이다.

먹기의 쾌락을 극대화하는 섭식 명상

먹기의 11단계를 적용해 내 식습관을 잘 살폈다면 이제 '먹기 명상'으로 들어가보자. 이 명상은 매우 간단하다.

첫번째 명상
먹기의 모든 단계에 충분히 머무르자.

즉 한 번에 한 가지 단계에만 머물고 그 활동을 만끽하는 연습을 하는 것이다. 음식을 씹는 동안은 씹기에만 집중하고, 다음 음식을 물색하거나 집어드는 일을 삼간다. 또한 음식을 삼키고 내려보내는 활동까지 먹기의 범주에 넣어, 몸 안에서 실제 일어나는 일들을 생생하게 목격하고 감지해보자.

우리가 실제로 원하는 경험은 앞에서 살펴본 11단계의 먹기 활동 전체가 아니다. 우리가 만족감을 강하게 느끼는 단계는 그중 한두 단계에 불과하다. 음식물을 입안에 넣었을 때 맛이 퍼지며 침이 고이는 단계에 집착하는 사람도 있고, 딱딱한 음식물을 씹을 때 입안에서 음식이 부서지는 그 순간에 강한 쾌락을 느끼는 사람도 있다. 또 음식 냄새를 맡을 때 최고의 만족감을 느낄 수도 있다. 그런데 우리는 질풍 같은 속도로 서둘러 수저를 움직이기에 바빠, 실제로 자신에게 만족감과 쾌감을 주는 그 단계를 단 1초도 즐기지 못한다. 흥분되고 자극받은 내 몸은 만족하지 못한 채 더 큰 충동에 사로잡혀 먹는 속도를 높이고, 필요한 양보다 훨씬 더 많은 양의 음식물을 몸 안에 집어넣는다. 그러니 먹기의 모든 단계를 충분히 느낀 다음, 어떤 단계에서 최고의 만족감과 쾌감이 발생하는지를 관찰해보자.

두번째 명상
먹기에 대한 집착과 즐거움을 극대화하자.

먹기를 경계하고 먹는 즐거움을 억제하는 대신 먹는 활동에 좀더 제대로 집중하는 연습을 하는 것이다. 첫번째 명상에서 자신이 먹기의 11단계 중 어느 단계에서 가장 만족감을 얻는지 찾아냈다면 이제 그 단계를 충분히 즐겨보자. 그 특정 단계에 머무르며 먹는 즐거움을 극대화했다면 나의 육체뿐 아니라 마음까지도 포만감을 느낄 것이다.

음식을 보고 느끼는 음식 명상

먹기 명상에 조금 익숙해졌다면 이제 좀더 적극적인 명상인 음식 명상으로 들어가보자. 아래와 같은 단계로 명상을 시도해보자.

1단계
몸과 마음을 편안히 하고 한 번에 한 가지 동작만 하는 데 정신을 집중한다.
숟가락으로 음식을 떠서 입에 넣은 다음 숟가락을 내려놓는다.

2단계
잠시 눈을 감고 천천히 집중해서 입에 넣은 음식을 씹고 음미한다. 음식을 씹는 동안 손으로 숟가락이나 젓가락을 들지 않도록 주의한다.

3단계
음식을 삼킨다. 이때 음식이 목구멍을 지나 식도를 따라 내려가는 느낌, 위장에 쌓이는 느낌까지 음미하려 노력한다.

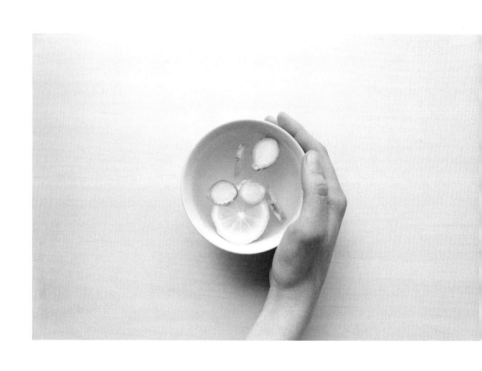

4단계

위장 안에서 벌어지는 일을 적극적으로 상상한다. 지금 먹은 음식의 종류와 양을 떠올리고 그것이 지금 몸 안에 어떤 식으로 존재할지를 생생하고도 현실감 있게 상상해본다.

5단계

음식을 먹은 후의 느낌을 적극적으로 상상한다. 먹기 전과 비교해 먹은 후 나의 욕구가 어떻게 달라졌는지를 느낀다.

중요한 것은 한 번에 한 가지 동작만 해야 한다는 것이다. 여기서 동작은 '보는' 행위까지도 포함한다. 음식을 씹는 동안 다른 음식을 집고 있다면 씹는 동작은 당연히 재촉을 받을 것이다. 다른 음식을 보는 행위 역시 입안에 있는 음식을 느끼는 데 방해가 된다. 눈 감기가 곤란한 경우에는 시선을 음식으로부터 거두고 다른 곳을 향하거나 관심을 다른 데로 돌리자.

삼켜진 음식은 저 모호하고 신비로운 우주 밖으로 사라지는 것이 아니라, 그 질량과 부피를 유지하며 몸 안에서 조금씩 이동한다. 위장으로 이동한 음식을 상상하는 것이 처음에는 식감과 식욕을 떨어뜨릴 수도 있다. 그러나 익숙해지고 나면 으깨지고 섞인 음식에 대한 불쾌감 역시 편견에서 비롯됐음을 알게 된다. 게다가 내가 아무리 좋아하는 음식이라도 감당할 수 없을 정도로 많은 양을 위장에 집어넣었다는 사실을 실감하면, 이렇게까지 먹어야 할까 하는 성찰에 다다르게 된다. 대단히 큰 성과가 아닐 수 없다.

먹고 난 후의 느낌을 상상하는 일은 그리 어렵지 않을 것이다. 수없이 반복한 예전의 섭식 경험을 기억 창고에서 끄집어내기만 하면 된다. 그 포만감을 충분히 체감하고 다시 현실로 돌아오면 음식에 대한 욕구가 어느새 시들해져버렸음을 느끼게 될 것이다. 이 단계는 자신이 얼마나 적극적으로 상상력을 발휘하는지에 따라 성과가 확연히 달라진다.

날숨과 함께 충동 내려놓기

먹기 명상과 음식 명상을 마쳤다 해도 일상에서 이를 적용하기란 쉽지 않다. 습관적으로 몸에 붙은 충동이 우리를 괴롭히기 때문이다. 음식이 앞에 놓였을 때의 가벼운 흥분 상태를 이기지 못하고 충동이 이끄는 대로 마구잡이식 섭취를 하면 원치 않는 음식을 필요 이상으로 먹게 된다. 흥분과 식사 속도 때문에 에너지를 소비하느라 맛, 향, 질감, 색감 등의 진짜 즐거움을 느끼지 못한다. 그야말로 충동이라는 걸신이 몸 안에 깃들어 그것이 시키는 대로 끌려다니는 셈이다. 이런 식사는 지나친 포만감이 주는 불쾌감과 과식에 대한 죄책감만 우리에게 안길 뿐이다. 하루 세 번의 불행이 아닐 수 없다.

이런 의미에서 행복한 식사를 위한 가장 중요한 단계가 한 가지 남아 있다. 바로 식사중 적절한 시점에서 몸 안의 호흡을 모두 비우는 일을 실천하는 것이다. 그러면 충동이 가라앉으며 몸과 마음이 다시 평정과 중립을 되찾을 것이다. 호흡이야말로 우리의 식사를 방해하고 괴롭히는 충동으로부터 우리를 구해줄 지원군인 셈이다.

호흡을 비우는 시점은 언제가 좋을까? 음식을 먹으면서 여러 번 실험해본 뒤 자신만의 타이밍을 찾아내자. 먼저, 음식을 한입 입에 넣고 다 씹어 삼킨 후 날숨을 쉬어 호흡을 비워본다. 다음에는 입안에 음식을 넣은 상태로 호흡을 비워본다. 일반적으로는 두번째 방법이 더욱 효과적이다. 우리 몸을 이완시켜주는 동시에 입안의 음식 맛을 더욱 명징하고 다채롭게 느낄 수 있다. 하지만 실천하기에는 첫번째 방법이 쉽고 빠르다. 이 방법은 끼니뿐만 아니라 간식, 음료 등을 섭취할 때도 실천할 수 있다. 적극적으로 실천해보자.

섭식 장애를 치유하는 수업을 마친 뒤 한 참가자가 메일을 보내왔다.

만두 같은 음식은 한번 먹기 시작하면 제어가 안 돼서 한자리에서 서른 개, 마흔 개를 엄청난 속도로 먹어버리곤 했어요. 그런데 먹기 단계를 공부하면서 어느 단계가 문제인지 알아냈어요. 저는 지금껏 남들이 내 음식을 뺏어가지 못하게 일단 입안에 넣어버리는 데에만 온통 몰두하고 있었던 거예요. 어릴 시절 기억과도 관계가 있는 것 같아요.

일단 배운 대로 입안에 음식을 넣고 난 후에 숨을 내쉬면서 충동을 떨쳐버리려 시도해봤어요. 남들과 식사할 때는 일단 제 그릇에 먹고 싶은 만큼 음식을 따로 덜어 먹는 습관을 들이고 있고요. 그렇게 하니까 음식을 뺏기거나 덜 먹게 될 거라는 불안감이 없어지는 것 같고, 얼마나 먹었는지, 내 배 속에 얼마만큼의 음식이 들었는지도 알 수 있어서 일석이조예요. 음식을 빼앗기기 싫어서 아등바등 입안에 욱여넣던 지난날의 제 모습이 떠올라 안쓰러운 마음도 듭니다. 다 큰 어른이 먹는 일로 괴로워하다니 부끄럽기도 하지만, 앞으로도 무언가 먹을 때는 이 두 가지 방법을 반드시 실천하려 합니다.

적정량의 음식만으로 만족감을 얻는 일은 이제 어렵지 않다. 살아 있는 동안 하루 세 번, 혹은 더 많은 극적인 순간에 우리는 앞에서 배운 방식을 통해 삶의 질을 적극적으로 높일 수 있다. 지금 당장 시작하자. 아래의 핵심 지침 세 가지만 몸과 마음에 기억해두고 실천하면 된다.

한 번에 한 가지 단계만 수행한다.
쾌감의 포인트를 찾아내고, 그 단계를 만끽하자.
완전히 호흡을 비우는 날숨을 잊지 말자.

관계 스트레스 이겨내기

가족보다 더 많은 시간을 함께하는 직장 동료

서울의 야경이 반짝이고 아름다운 것은 바로 무수히 야근을 하는 회사원들 덕분이라고 한다. 그런데 업무량이 많거나, 일이 힘들다고 반드시 스트레스로 연결되는 것은 아니다. 직장이라는 삶의 현장에서 우리를 가장 괴롭히는 것은 무엇일까? 자신이 하는 일이 의미가 없다고 느껴질 때, 자신의 가치를 제대로 인정받지 못할 때, 직장 상사의 압력이나 차별을 견뎌야 할 때, 이럴 때 우리는 진짜 위기를 겪게 된다. 특히 직장인의 정신건강을 갉아먹는 스트레스는 대부분 조직 내 인간관계에서 발생한다. 그리고 이 스트레스가 극심해지면 일상생활까지 곤란해지며, 심지어는 직장을 옮기게 되기도 한다.

동작치유는 이에 대해 어떤 해결책을 제시할 수 있을까? 어떻게 하면 대화와 협상, 그리고 접촉의 순간에 나의 욕구도 살리고 상대방의 욕구도 살려내며 긍정의 상생 커뮤니케이션을 할 수 있을까? 이제 간단한 동작치유적 아이디어들로 우리의 마음을 치유해보자.

감정 노동자 치유하기

'감정 노동자', 특히 콜센터 직원을 중심으로 동작치유를 진행한 적이 있다. 50여 명의 감정 노동자들이 모여 동그랗게 둘러앉았는데, 그 광경을 보자마자 한숨부터 나왔다. 현장의 스트레스가 그들의 몸에 그대로 드러나 있던 것이다. 묘하게 일그러진 웃는 표정, 동굴에서 웅크린 듯한 자세, 좌우 대칭이 무너져 억눌린 듯한 몸, 자유롭지 못한 호흡……

우선 신체 접촉을 통해 새로운 소통의 채널을 확보하는 작업부터 시작했다. 안정감과 신뢰감을 주며 타인과 접촉하는 방법을 움직임으로 느껴보는 것이다. 다음으로는 자기 몸을 다채롭게 움직여 다양한 감정들을 표현하고 되살려서 재경험하도록 도왔다. 또한 크고 작은 움직임, 여리고 강한 움직임, 빠르고 느린 움직임, 가볍고 무거운 움직임 등 다양한 스펙트럼의 움직임을 시도하면서 고착되거나 습관화된 패턴의 표현과 정서에 생기와 자유로움을 부여하는 시간을 가졌다. 스트레스를 몸에 쌓이도록 방치하지 않고 때마다 방출하려면 어떻게 해야 할지 함께 전략을 짜고 연습도 했다. 단선적인 방식이 아니라 참가자들의 이야기와 동작 표현이 서로 겹치고 조우하고 반응하는 유기적인 방식으로 이루어진 수업이었다. 참가자들은 이 시간을 통해 정서를 표현하는 자유를 어느 정도 되찾고, 선택하고 결정하는 존재로서 자신의 힘을 확인할 수 있었다.

갑을 관계 혹은 상하 관계에서 직장인들이 겪는 감정 노동의 정도는 상당하다. 그런데 감정 노동은 육체적 건강뿐 아니라 정신적 건강을 가혹할 정도로 훼손한다. 이에 대한 다양한 해결 방안들이 연구되고 공유되어야 하건만 불행히도 그렇지 못하다. 사람들은 직장을 벗어난 다른 공간에서 기분 전환을 하거나 다른 일에 몰두하는 등의 응급처치로 만족할 뿐이다. 그러나 우리는 자신이 입은 정신적인 피해와 분노를 대체 대상을 통해 다루고 해결할 수 있는 능력이 있는 존재다. 감정 노동으로 인해 자존감과 힘을 상실한 채 스스로를 방치하고 아무것도 하지 않는 것이 가장 좋지 않다.

달라진 호흡과 자세로 상대방 앞에 마주서라

두 사람이 만나 생성하는 관계는 각자의 호흡, 눈빛, 자세, 어투, 긴장의 정도 등에 따라 순식간에 결정된다. 혹시 직장 내에 어떻게 해도 관계가 풀리지 않는 상대가 있는가? 대화를 통해, 혹은 외부의 도움을 얻어 그 관계를 바로잡고 변화를 도모하려 해도 언제나 부정적 소통만 반복되지는 않는가? 그렇다면 이제 시선을 우리의 몸으로 돌릴 차례다. 호흡, 눈빛, 자세 등 몸의 어떤 요소 중 하나가 상대방의 내면 어딘가를 건드리고 있는 것일지도 모른다.

상사의 명령에 복종하고 조직에 순응하며, 성과마저 훌륭한데도 상사는 알 수 없는 이유로 자신을 미워하고 경계하며, 승진 대상에서 제외시킨다. 외부에서 다른 이유를 도저히 찾을 수 없다면, 자신의 자세와 호흡을 한번 점검해보라. 상사를 마주할 때, 권위를 인정하지 않는 듯 턱 끝을 들어올리지 않는지, 눈을 내리깔고 시선을 회피하지는 않는지, 상체를 부풀려 상대에게 과시하지는 않는지, 혹은 이야기에 집중하지 않는 듯 뒤로 물러나서 방관하는 태도를 취하지는 않는지 말이다. 언어와 비언어가 뒤섞인 여러 요인들이 관계와 대화의 패턴을 결정한다. 따라서 그중 한 가지만 바뀌어도 전체적인 인상이 크게 달라질 수 있다. 예를 들어 상대방의 말을 귀담아들으며 여유 있게 내 이야기를 시작하거나, 부탁하는 문장 어미의 음조를 부드럽게 바꿔보거나, 긴장을 풀고 상대방을 마주보는 등의 작은 변화까지도 두 사람의 관계를 우호적으로 바꾸는 데 한몫을 한다.

정말 좋은 관계를 맺고 싶지만 오랫동안 부정적 관계였던 대상이 있다면 이제 다시 한번 시도해보자. 내 몸을 탐색해 최적의 상태로 돌려놓은 다음, 만나는 내내 눈빛, 몸의 긴장과 이완, 이미지 등을 활용해 상대방에게 자신의 달라진 몸과 마음을 보여주자. 관계도 다른 호흡과 리듬으로 새롭게 시작될 것이다. 같은 상대라 할지라도 우리가 만들어낼 수 있는 관계의 결은 수천, 수만 가지임을 명심하자.

관계 회복을 위한 크고 작은 전략

이제 개인의 성향에 따른 맞춤 전략들을 살펴볼 차례다. 자신의 내면을 돌아보고, 조직 안에서 편안하게 인간관계를 맺고 유지해나가려면 어떻게 해야 할지 동작치유적 해법을 익혀보자.

관계의 폭력성 해독하기
내쉬는 호흡을 통해 타인에게 영향력을 행사하거나 타인을 조종하려는 의도를 몸에서 비운다.
상대를 감싸 안는 느낌으로 둥그렇게 마주앉아 몸을 통해 상대방의 말에 온전히 집중한다. 내쉬는 숨을 통해 내적인 평안 상태를 유지하고 어깨를 편안히 내버려둔다. 머리부터 발끝까지 상대의 전신에 나의 따뜻한 빛을 비추는 심상을 떠올려보자. 내 온몸이 카메라 렌즈가 되어 상대의 말과 움직임을 있는 그대로 편안히 녹화한다는 심상도 효과적이다.

조직 안에 팽배해 있는 공격성, 긴장, 불안, 방어의 에너지를 정화시키는 방법이다. 신체적 이완과 경청을 통해 우리는 상대방의 온몸에 돋아난 가시 같은 공격성, 방어 태세, 불안의 수준을 눈에 띄게 줄일 수 있다. 한시도 쉼 없이 움직이던 상대방의 충혈된 눈동자는 점차 초점을 찾을 것이고, 긴장으로 뻣뻣했던 척추도 부드럽게 내려앉아 호흡이 눈에 띄게 누그러질 것이다.

공격적이지 않고 이완된 상태에서의 소통과 공감은 서로의 사고방식에 영감을 제공하여 생산적인 사고를 하게 해주며, 심지어 대화하는 동안 이전에 경험하지 못했던 방식의 휴식 혹은 충전의 시간을 선사하기도 한다. 스트레스가 덜어진 상대는 이후에 만나는 사람과도 덜 폭력적인 방식으로 소통해 스트레스를 이전보다 적게 발생시킬 것이므로 팀 내의 공격성도 자연스레 줄어들게 된다. 분노나 폭력성의 연쇄 고리를 우리 스스로 끊은 셈이다. 마치 물을 마시면서 스스로 정화하고, 공기를 들이마시며 스스로 해독하는 일과 같다.

그러나 이 모든 것은 자신이 감당할 수 있고 스스로 선택한다는 전제하에 가능한 일이다. 그러기 위해서는 무엇보다 상대와 나, 양쪽 방향으로 마음을 쓰는 일이 중요하다. 예를 들면, 상대방의 말을 온몸으로 경청하는 순간에도 한편으로는 자기 자신의 감정과 신체를 간간이 살피는 연습을 해보는 것이다. 이를 통해서 상대에게 몰입하는 순간 안타깝게도 스스로를 잃어버리고 돌보지 못하는 일을 미연에 방지할 수 있을 것이다. 백문이 불여일견, 백견이 불여일행이라고 했다.

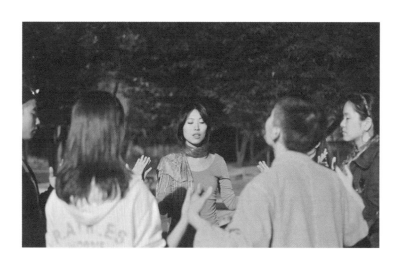

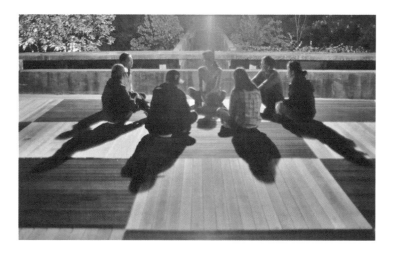

당장 앞에 있는 상대와의 대화에 활용해보자. 상대와 나의 감정이 들고 나는 것을 평화로운 마음으로 그저 바라보는 명상적인 태도를 연습해보자. 이렇게 상대의 표현을 온몸으로 흡수하듯, 녹화하듯 받아들이면서도 간간이 그 활동을 하고 있는 나 자신의 기분과 몸의 상태를 살피는 일은 호흡과 자세의 패턴을 바꾸는 것처럼 일종의 연습이 필요하다. 그리고 그 연습의 대가는 실로 놀라울 정도의 삶에 대한 만족감으로 돌아올 것이다. 이는 우리 생의 희로애락이 대부분 관계와 소통에서 발생하기 때문이다. 이 전략은 활용하면 할수록 노하우가 생길 것이며, 풍성한 대화나 진솔한 관계 등 부가적으로 발생하는 특별한 기쁨까지 던져줄 것이다.

갑자기 발생한 스트레스 상황에 대처하기
자신이 처한 상황을 즉시 알아채고 스트레스의 원인을 파악한다. 스트레스의 원인을 이미지화해 멀리 보내거나 사라지게 한다. 또는 자신의 몸을 스트레스가 침입할 수 없는 견고한 성 등으로 이미지화한다.

상대방에게 저항의 말을 내뱉을 수 없는 상황이거나 상대방으로부터 갑작스러운 스트레스를 받았을 때는 즉시 그것을 알아채고 스스로를 지켜내는 것이 가장 효과적인 대응이다. 상대의 폭언이나 정서적인 공격이 내 몸에 누적되고 마음에 각인되어 파괴력을 가지지 않도록 말이다. 그러기 위해서는 나를 지키는 신체상을 구축하는 전략이 필요하다.

이 전략은 일종의 이미지 싸움이다. 앞에서 살펴보았듯, 이미지는 의식으로 제어할 수 없는 호흡과 자율신경, 호르몬 등에 원하는 변화를 유도하는 거의 유일한 자가 접촉 방법이다. 심신의 상태를 통제하고, 원하는 방향으로 전환을 도모하는 데 이미지는 큰 도움이 된다. 예를 들어, 갑작스레 언어폭력을 당했다면 그것을 일종의 바람이라고 이미지화해보자. 바람이 내 몸을 통과해서 멀리 가버리는 상상을 하며 이미지화와 호흡을 동시에 해보자. 혹은 나의 몸을 외부에서 침입해 들어올 수 없는 크고 든든한 성이라고 상상하며 폭언을 행하는 상대를 바라보자. 자신의 호흡을 치유의 바람으로 이미지화해 내면의 상처를 회복하고 치유하는 상상을 해보는 것도 좋다. 어떤 이미지든 자신이 직접 만들어낸 것일 때 가장 효과적이다.

조직과 나의 관계 회복하기

직장에서 보람을 느끼고 즐겁게 생활하려면 동료나 상사와의 관계도 중요하지만 무엇보다 조직과 나의 관계가 잘 맺어져야 한다. 수동적이고 무의미한 직장 생활에 지쳤다면, 몸담은 조직의 비전을 자신의 것으로 체화하고 그 안에서 자기만의 생생한 비전을 발견해보자.

생활에 큰 활기가 생길 것이다. 조직 안에서 나만의 비전을 찾고 그것에 몰입하기 위한 전략을 세워보자.

조직의 비전과 나의 비전이 만나는 지점을 찾아보고, 10년 또는 20년 후 그 비전이 이루어진 장면을 떠올려본다. 공감각을 이용해 최대한 그 안에 실재한다는 상상을 연습하자. 이는 글이나 그림과는 비견되지 않을 만큼 강력한 동력이 될 것이다. 그 장면이 여느 날과 별다를 것 없는 사무실에서의 자신의 모습이라 할지라도, 미래에 미리 다녀오고, 직접 자신이 선택하고 구상한 이미지를 갖는다는 것 자체로 살아가는 재미와 이유를 되찾을 수 있다. 또한 짝을 지어 상대의 몸을 활용해서 나 자신의 미래의 모습을 조각해보고, 반대로 자신의 몸 안에 상대의 비전을 담아보는 활동은 강한 결속력과 공감으로 우리를 이끌어준다. 가슴이 벅차오르는 장면을 몸으로 생생하게 경험하고 나면, 미래의 내가 현재의 나를 지원하고 응원한다는 느낌을 받게 될 것이다.

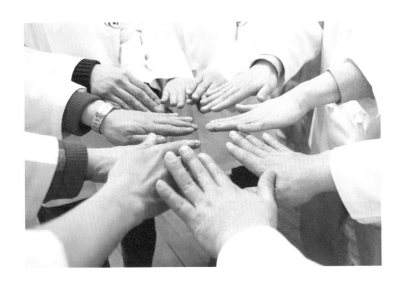

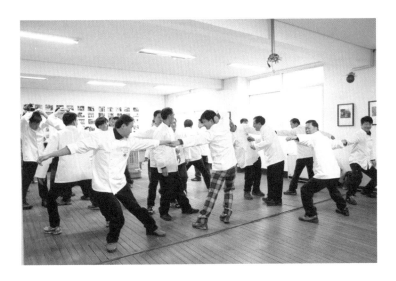

가상현실 시대와 우리의 몸

우리 몸과 감각이 방치되고 있다

스마트폰이나 컴퓨터를 통해 우리가 인터넷, 게임 등 가상현실 안에 머무는 시간은 얼마나 될까? 현실의 절반 이상을 온라인에 머문다고 해도 과언이 아닐지 모른다. 친구들은 내 곁에 존재하는 것이 아니라 메신저를 통해 아이디와 사진으로 존재한다. 사방으로 난 길과 건물은 내비게이션 화면 안에 존재하고 바깥으로 보이는 실제 길과 건물은 내비게이션 화면을 해독하는 데 참조될 뿐이다. '나'라는 존재는 지금 이곳에 살과 뼈로, 부피와 무게로 존재한다기보다 네모난 화면 속 사진, 혹은 SNS의 글과 말로 존재하는지도 모른다.

안타깝게도 몸은 현실에서 소외된 채 방치되고 있다. 우리의 뇌는 인터넷을 통해 온 세계를 돌아다니며 게임과 대화와 정보 습득 등을 즐기지만, 그동안 몸은 생존을 위한 최소한의 활동 외에는 아무것도 요구하지 못한 채 마치 존재하지 않는 듯 존재하고 있다. 온몸으로 감지해 뇌로 전송된 감각 정보들은 해석되지도 사용되지도 않은 채 폐기된다. 스마트폰의 전자파만이 건강을 해치는 것이 아니다. 몸은 오래 방치되면 방치될수록 근력과 평형감각, 호흡과 소화 등의 능력을 차례로 잃게 되고, 결국 건강이 망가진다.

그렇다고 해서 일방적으로 온라인 세상과 관계를 단절하는 것은 좋은 방법이 아니다. 청소년에게 하듯 인터넷을 금지하고 게임 시간을 제한하거나, 스마트폰을 압수하는 등의 방식으로는 우리가 원하는 효과를 거둘 수 없다. 현실의 추세와 흐름을 인정하고 그 안에서 좋은 방법을 찾아나가야 한다.

가상현실의 도움을 통해 몸으로 돌아가기

화면과 분리된 버튼을 누르거나 커서로 클릭하는 기존의 방식이 스크린을 직접 손으로 건드리는 '터치' 방식으로 진화했을 때 사람들의 반응은 뜨거웠다. 체온을 느끼는 것처럼, 인간과 기계가 스킨십을 나누는 듯 보였기 때문일까? 이유야 무엇이건 이 방식은 결과적으로

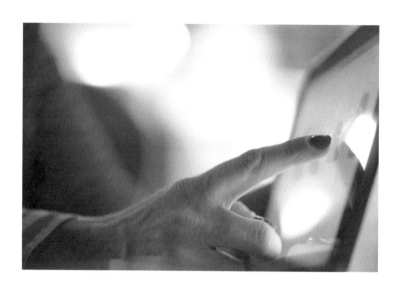

무언가를 직접 만지고 문지르고 그 즉각적인 반응을 보며 타자와 나의 연결성을 느끼고자 하는 인간의 가장 원초적인 욕구를 채워준 셈이다.

인간의 몸놀림을 입체적으로 읽어내 춤이나 요가, 운동 등을 학습시키는 게임 기구가 상용화됐고, 손뼉, 소리, 전신 동작을 통해 작동되는 기기들도 계속 보급되고 있다. 우리는 몸을 통해서 기계와 교류하고, 몸의 건강 상태나 정서 상태도 기계를 통해 읽어내고 정확한 정보를 제공받는다. 이러한 기술들은 새로운 흐름의 선두에서 우리에게 다시 몸으로 돌아가는 새로운 길을 열어준다.

이제 온라인상에서 일어나는 일들과 우리 몸 안에서 일어나는 일들을 서로 연동해보자. 예를 들어, 파일이나 영상이 다운로드되기를 기다리는 초조한 시간을 떠올려보자. 컴퓨터 속도가 느려지거나 파일 용량이 커서 작업 속도가 더디면, 자기도 모르게 호흡이 불편해지고 불쾌한 감정과 긴장감이 온몸에 가득 들어찬다. 하지만 그 지연된 시간을 자신의 몸을 구석구석 점검하는 시간으로 활용해보면 어떨까? 페이지가 넘어가는 순간이 되면 잠시 눈을 감고 숨을 들이쉬고 내쉬면서 짧게 보디스캐닝이나 호흡 명상을 해보는 것이다. 이렇게 비생산적인 사건과 생산적인 사건을 일대일로 연계하여 습관화하는 것은 심리코칭에서 자주 활용하는 방식이다. 성인이고, 스스로의 몸을 어렵지 않은 방식으로 챙기고자 하는 의지가 있다면 이런 습관은 건강 증진에 도움이 된다. 이전까지는 몸 상태를 더 악화시키기만 했던 시간이 이제는 몸의 균형을 되찾고 스트레스를 덜며 건강하게 자신을 챙기는 시간으로 변모할 것이다.

휴대전화에 지나치게 집착하고 의존하는 우리 모습을 역으로 활용해볼 수도 있다. 몸의 곳곳에 집중하고 차례로 몸을 활성화하는 것이 힘든 아동에게 자신의 몸을 휴대전화 화면으로 비춘다고 상상해보라고 하면 놀라운 집중력을 발휘한다. 더 나아가서는 스마트폰을 이용해 다양한 방법으로 몸을 생생하게 느끼고 몸에 대한 정확한 정보를 얻을 수도 있다. 걷거나 뛰거나 자전거를 타고 이동한 거리를 스마트폰으로 측정하거나, 걷기 명상이나 바른 자세를 취할 때 자신의 몸을 사진이나 동영상으로 남겨 점검해볼 수도 있다. 심장박동이나 혈압 등을 스마트 기기로 확인하며 더욱 활기찬 일상을 영위할 수도 있다. 방법은 무궁무진하다. 인터넷과 스마트폰을 우리가 몸 안에 좀더 오래 머무르며 몸과 행복하게 조우하는 데 도움을 주는 훌륭한 조력자로 삼아보자. 스마트폰에 쏟는 시간, 온라인에서 반복적으로 일어나는 일들을 우리가 몸으로 돌아가고, 심리적인 밸런스를 되찾는 활동에 역으로 활용해보자.

가상현실 시대의 몸 건강

세계적인 IT 기업 구글은 전 직원을 대상으로 명상 프로그램을 도입해 큰 성과를 거둔 바 있다. 매우 고무적이고 상징적인 일이라 할 수 있다. 가상 세계를 개발하는 인터넷 개발자와 웹 디자이너야말로 몸으로 돌아가는 일에 끊임없이 관심을 가져야 하는 사람들이다.

　인터넷의 다음은 무엇일까에 대한 고민이 전 지구적인 차원에서 이루어지고 있다. 가상현실을 만들어가는 사람들에게 현실을 기반으로 한, 몸을 통한 명상이 중요하고 필요하다는 것을 역설적으로 보여준 것이다. 몸의 감각을 살리고 호흡에 집중하면서 시작되는 이 명상 프로그램은 구글 직원들의 심신의 건강을 향상시키고 삶에 대한 만족도를 크게 높였을 뿐만 아니라 기업의 성과를 올리는 데에도 기여했다. 또한 전 세계 수많은 다른 기업의 복지 프로그램에도 긍정적인 영향을 미쳤다.

　10년이 넘는 시간 동안 프로그래머, 디자이너, 기획자 등 많은 인터넷 관계자들과 동작치유 워크숍을 진행해왔다. 또한 국제 인터넷 콘퍼런스에서 세계 곳곳에서 온 다양한 국적의 개발자들과 같은 프로그램을 진행해보았다. 그들은 공통적으로 자의 반, 타의 반으로 고립된 노동 환경에 대해서 이야기했고, 정서적으로나 신체적으로 이전보다 덜 건강하고 덜 표현적인 스스로에 대해서 걱정하고 있었다. 또한 이러한 변화가 가족이나 연인과의 관계에 악영향을 미칠 것을 걱정하기도 했다. 이들은 동작치유 워크숍에서 아주 간단한 신체 접촉을 활용한 소통 연습에도 다른 그룹보다 큰 반향을 보여주었고, 몸을 사용한 교감과 소통의 경험에 대해서 큰 만족감과 기쁨을 드러냈다. 이들을 대상으로 수업을 하면서 가상현실 시대에 이러한 심신 통합 프로그램이 더 많이 보급되어야 한다는 사실을 한 번 더 확신할 수 있었다.

꼭 개발자가 아니더라도 현대인들은 대부분 스마트폰, 컴퓨터 등을 통해 업무를 하고 있다. 개발자 못지않게 하루 중 많은 시간을 온라인에서 보내고, 현실에서 사람들과 직접적으로 교류하거나 육체적인 노동을 하기보다는 가상현실인 온라인에서 노동하고 있다. 따라서 이들에게도 역시 현실에서 몸으로 하는 명상 및 코칭 프로그램이 중요하다 할 것이다. 몸을 기반으로 하는 이런 프로그램의 효익은 개인의 건강 증진에만 그치지 않는다. 수련 과정에서 개체들 간의 연결성, 상호성을 바라보고 이를 명상의 소재로 다루면서, 건강한 공동체의 지속에도 공헌하게 되는 것이다.

몸을 떠나보내고 방치시키는 게임, 인터넷, 스마트폰을 우리가 온전히 자신의 모습으로 살아가게 하고 살아 있는 몸으로 돌아가게 하는 수단으로 재탄생시켜야 한다. 상대의 체온을 감지하고 내 앞에 있는 사랑하는 사람의 눈동자를 바라보는 일, 몸의 차원에서 상대방의 신체적, 정서적 현실을 읽어내고 그에 감응하는 일이야말로 우리를 살아가게 하는 원동력이기 때문이다.

자가 치유력, 면역력 높이기

부정적 정서는 몸을 망가뜨린다

누군가와 비교당하거나 경쟁해야 하는 상황을 상상해보자. 몸이 어떻게 반응하는가? 감정의 균형이 깨지고, 열등감에 대한 방어기제가 작동된다. 존엄성을 잃지 않으려 감정을 연기하거나 표현을 위장하느라 스트레스를 받기 시작한다. 한편 슬픔이나 분노가 차오르면 몸은 호흡을 억제한다. 감정에 사로잡혀 있느라 외부 자극을 인식하는 능력이 현저히 감퇴되기도 한다. 공격이나 비난에 노출되면 몸도 이에 반응해 자세 및 신체 정렬이 흐트러지고, 호흡이 위축되며, 근육은 보이지 않게 상대를 배척하고 밀어내는 불필요한 노동을 시작한다.

이렇게 몸은 감정에 따라 시시각각 달라진다. 그러므로 부정적인 감정은 심리적으로 해로울 뿐 아니라 신체적 건강까지 해칠 수 있다. 일시적이라면 다행이지만, 우울감이나 위협받는 상태가 지속되면 신체적 불균형도 고착되어 하나의 성격, 질병으로 자리잡게 된다.

즉 스트레스는 우리의 면역력을 떨어뜨리는 질병의 원인이자 시발점이다. 우리 몸은 평소 셀 수 없이 많은 질병에 노출되어 있다. 다만 몸이 스스로를 지켜내 발병을 지연시키고 있을 뿐이다. 그러나 심리적인 이유로 면역력이 낮아진다면 많은 질병이 발병하기 시작해 특히 가장 취약한 부분부터 파고들 것이다.

감사와 행복으로 몸 구석구석 씻어내기

그렇다면 어떤 감정 상태일 때 몸은 최상의 컨디션을 유지할까? 어떻게 하면 앞에서 살펴본 부정적 감정으로부터 자유로워지고, 최상의 호흡, 최적화된 감각과 긴장을 유지할 수 있을까? 우리는 그 답을 '고마움'이라는 정서에서 찾을 수 있다. 여기서의 '고마움'은 윤리적 차원의 의미가 아니다. 그 대상이 무엇이든 아무런 방어기제나 자기평가 없이 그저 순수하게 고맙고 기쁜 심리적 상태를 뜻한다.

이제 '고마움'의 정서를 일으켜 몸을 최상의 컨디션으로 끌어올리

고 치유력과 면역력을 길러보자. 혼자 있을 수 있는 조용한 공간에서
아래의 방법을 따라 해보자.

눈을 감고 호흡에 집중하면서 외부로 향해 있는 관심과 감각을
다시 안으로 불러들인다.

고마움의 대상을 떠올린다. 무생물이나 내 몸, 나 자신도 괜찮다.
내적 갈등이나 복잡한 생각 없이 그저 순수하고 평안하게 고마운
마음이 우러나오기만 한다면 어떤 대상이든 상관없다.

아래 예시와 같이 고마운 마음을 문장으로 완성한다. 속으로 읊
어도 좋지만 가능하다면 소리 내어 말한다.

"오늘 수업을 할 수 있게 해준 이 공간에 감사합니다."

"시골에 계신 어머님께 감사합니다."

"오늘 많은 양의 일을 무사히 다 마무리해준 나의 오른손에 감사
합니다."

'감사합니다'라고 말할 때 몸의 느낌이 중요하다. 그 순간에 고마운
감정과 함께 몸 안쪽에서 어떤 현상이 발생한다. 그 느낌이 몸의 어느
곳에서 어떤 감각으로 발생하는지, 그 질감은 어떠한지 관찰한다. 그
리고 그것을 아래 예시와 같이 문장으로 표현한다.

"가슴 안쪽에서 따뜻한 열감이 느껴집니다."

"머릿속이 맑아지고 시원해지는 느낌입니다."

"아랫배 쪽에 마치 노란색으로 빛나는 공이 있는 것 같습니다."

자, 이제 고마움이 시작된 신체의 한 부분에 집중한 채, 앞에서 표현한 심상을 머릿속에서 그림으로 그리면서 고마운 느낌을 몸 전체로 퍼뜨린다.

어떤 표현도, 어떤 심상도 다 가능하다. 우리가 만들어낸 고마움의 심상은 보이지도 잡히지도 않는 정서를 담아두는 그릇이 되어, 우리가 원하는 곳에 마음대로 사용하도록 도와줄 것이다. 마치 놀이하듯 마음의 눈으로 몸속 곳곳을 돌아보며, 다양한 방법을 시도해보자. 고마움이 따뜻한 열감처럼 느껴졌다면 그 따뜻한 기운이 온몸을 돌아다니며 곳곳을 덥히는 상상을 해보자. 시원한 바람 같은 느낌이라면 그 바람이 머릿속을 지나 몸 곳곳을 빠짐없이 돌면서 시원하고 맑은 기운을 뿜어낸다고 상상하자. 고마움이 어떤 색깔로 느껴졌다면 그 색이 온몸을 차례로 물들이는 이미지를 그려보자.

고마움의 심상이 온몸을 돌고 나면 몸과 마음의 감각이 새로 깨어나고 최적화된다. 또한 스트레스가 사라지고 그 대신 편안한 긴장과 이완이 자리잡는다. 그리고 심리적으로 대립하거나 평가하는 마음 없이, 대가 없는 선의와 호의를 만끽하면서 스스로가 건강하고 충만한 존재로 거듭났음을 느끼게 될 것이다.

그러나 인간의 심리 역동은 복잡한 측면이 있어서, 적지 않은 순간에 사람들은 성취나 자율적인 성공 앞에서 도피적인 태도를 보인다. 이는 주로 '성공 공포' 혹은 '성취 회피 동기'라는 이름으로 불린다. 성공 이후에 감당해야 할 상황은 미지의 것이고, 스스로 감당할 수 있는 것인지 검증되지 않았기에 두려움을 느끼는 것이다. 또 기쁨과 행복을 만끽하는 것을 방해하는 요인이 한 가지 더 있다. 한국의 유교적인 문화 속에는 개인이 스스로의 성공이나 행복을 표현하고 전시하는 것에 대해 점잖지 못하고 경박한 일이라고 폄하하는 경향이 있어서 우리는 감정을 억제하거나 애써 겸양의 자세를 보이곤 한다.

이러한 이유로 많은 사람들이 즐겁거나 행복한 순간이 임박하면 미리 스스로 자제하고 경계하며 몸을 낮춘다. 그러면서 그 행복과 만족의 정점에서 황급히 몸을 피한다. 그러고는 또다시 아무 일 없다는 듯이 서둘러 다음 목표를 향해 내달린다. 다시 또 그러한 성취와 기쁨의 절정의 순간이 찾아오기를 간절히 바라며. 그렇지만 그렇게 충분한 보상과 휴식도 없이 다시 또 내달려서 도달하는 곳은 결국 방금 전에 황급히 지나쳐버린 버려진 기쁨의 시간일 뿐이다. 어쩌면 우리에게 필요한 능력은 앞을 향해 내달리는 것이 아니라 지금, 여기에 머물고 이 순간을 향유하며 몸을 통해 만끽하는 것 아닐까.

앞으로는 기쁨과 행복이 가득한 성공과 성취의 순간을 다른 방식으로 맞이해보자. 마치 임금처럼 위엄과 힘을 갖추고 그 순간을 불안 없이 충분히 누려보자. 사랑하는 사람이 나에게 고마운 마음을 표현할 때, 누군가 나의 능력을 아낌없이 칭찬할 때, 말할 수 없이 아름다운 풍경을 보았을 때, 오랜 시련 끝에 무언가를 성취했을 때, 바로 그 순간에 응당 가질 수 있는 모든 긍정적인 에너지를 아낌없이 온몸에 흡수시키는 것이다. 행복해지는 것, 성공하는 것, 내 몸이 빛나는 것을 두려움 없이 바라보며, 언제나 온전히 나의 것인 나의 몸과 함께 그 절정의 순간에 오래 머무르자. 우리가 이 땅에 이렇게 생생하게 하나의 생명으로 존재하는 것을 만끽해보자. 당신은 충분히 이런 순간을 누릴 자격이 있는 가치 있는 사람이다.

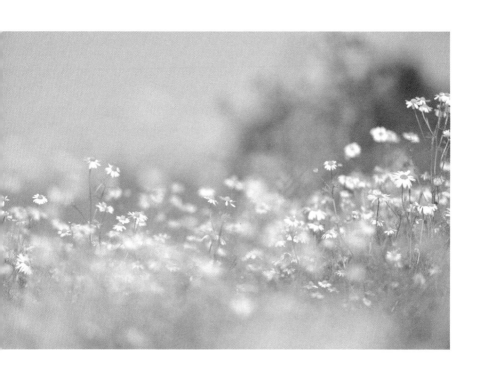

무용동작심리치료의 탄생

춤, 태어나다

춤은 발명된 것이 아니다. 인간이 타고난 것이다. 일정한 리듬에 맞춰 젖을 빨고, 발걸음을 내달리고, 누군가를 포근하게 안는 움직임은 이미 춤 그 자체이다. 현대무용에서 춤이란, 인간의 정서가 동작에 반영된 상태를 가리키기도 한다. 그러므로 춤은 기술적, 신체적 활동인 동시에 심리적, 정서적 실천이라 할 수 있다.

춤은 고대부터 생의 주요한 순간들마다 의식儀式으로 사용되었다. 탄생과 죽음, 치유와 축하, 기원과 애도 등의 순간마다 빠지지 않고 등장했다. 또 축제와 전쟁, 종교와 주술 등과 관련된 의례에도 사용됐다. 춤은 인류의 중요한 표현의 수단이자 소통의 수단이다. 특히 여러 문화권의 다양한 군무群舞는 언어로는 이루 다 표현할 수 없는 커다란 스케일의 경외감, 두려움, 환희 등을 표현하는 인류의 문화 자산이기도 하다.

춤으로 치료하는 사람들

세계 어느 곳에서나 춤과 관련한 무속 전통이 발견된다. 이 전통이 범세계적인 것은, 실제로 춤이 사회 구성원들이 바라던 변화를 가져왔고, 그 심리적·정서적 변화가 그 집단에 반드시 필요했기 때문이다. 단순히 신비주의나 집단 미신으로 치부해버릴 수는 없다.

현대를 사는 우리 역시 특정한 춤을 경험한 뒤 성격이나 대인 관계, 생활 태도, 정서의 양상이 변하는 경우를 찾아볼 수 있다. 특정한 몸짓과 자세는 그에 걸맞은 정서와 관계를 맺고 있기 때문에, 어떤 종류의 춤에서 강조하거나 반복되는 움직임은 당연하게도 그에 걸맞은 태도와 정서를 불러일으킨다.

예를 들어 힙합은 안정된 하반신을 바탕으로 힘차게 발을 굴러 내면의 힘을 가시화하는 춤이다. 소심하고 표현을 잘하지 못해 대인 관계나 사회생활에 어려움을 겪던 한 여성은 힙합을 배운 뒤 성격과 의사 표현 방식이 두드러지게 변화했다. 그리고 그 변화는 자연스럽게 그녀의 대인 관계나 사회생활도 변화시켰다. 그런데 이러한 긍정적 변화는 춤을 춘다고 모두에게 언제나 일어나는 것은 아니다. 그녀에게 이런 변화가 가능했던 것은 새로 경험한 춤이 자신과 잘 맞아서이기도 하겠지만 무엇보다 내면 깊숙이 그 춤을 받아들이고, 그 춤이 궁극적으로 추구하는 정신을 신체적 차원에서도 이해했기 때문일 것이다. 초기 무용동작치료 개척자들은 이런 춤의 남다른 효용에 주목했다. 즉 무용동작치료는 개인의 생생하고도 경이로운 춤 경험과 자기 진술로부터 태동한 셈이다.

만약 자신에게 결핍된 어떤 정서와 상관있는 장르의 춤이나 무술, 스포츠를 무용동작치료 전문가의 안내에 따라 충분히 경험한다면, 누구나 이 여성과 같은 긍정적 변화를 경험하게 될 것이다. 자아는 더 건강해지고, 문제 해결 능력은 더욱 유연하게 발휘될 것이며, 결핍과 충동으로부터 해방될 수도 있다.

심리학과 현대무용의 만남

19세기 말 태동한 현대심리학은 여러 문화예술 분야에 지대한 영향을 미치며 발전을 거듭했다. 그중에서도 정신분석학과 인본주의 심리학, 그리고 현대무용의 만남은 매우 이색적인 결과를 가져왔다. 이들의 교류를 통해 움직임의 심리치료적 효과에 대한 관심이 증대되었고, 결국 '무용동작치료'가 탄생한 것이다.

1899년 이사도라 덩컨Isadora Duncan, 1877~1927, 미국 무용가, 고전무용의 틀에서 벗어나 자유로운 맨발의 무용을 개척했다은 토슈즈를 벗어버리고 맨발에 반나체로 무대에 올라 자연과 음악에 대한 인상을 표현하면서 즉흥에 가까운 춤을 추었다. 현대무용의 출현을 알리는 상징적인 사건이었다. 왕족들이 신성의 영역을 표현하고자 고안한, 절대적이고 궁극적인 무용으로 여겨졌던 고전 발레는 엄격한 신체 훈련을 중시하며, 인체에 미치는 자연스러운 중력을 부정하고, 인공적이며 제한된 동작만을 허용해왔다. 그런데 이사도라 덩컨을 위시한 현대무용의 선구자들이 이에 반기를 들고 새로운 방식의 춤을 주창한 것이다. 이사도라 덩컨은 사회적 인습에 맞서 맨발의 춤으로 열정과 인간적 자연주의를 노래했고, 마리 비그만Marie Wiegmann, 1886~1973, 독일 무용가, 음악 없이 하는 무용이나 타악기 음악만으로 된 무용을 제창했다. 독일 신무용운동의 기수, 중부 유럽에서 발전한 현대표현무용을 개척했으며 미국 현대무용에 영향을 주었다은 주관적이고 개인적인 감정을 춤에 담아 표현하는 방식을 보여주었다. 루돌프 라반Rudolf Laban, 1879~1958, 슬로바키아 태생 독일 무용가, 제1차세계대전 후 독일 신무용운동의 이론적 지도자로 뮌헨과 베를린에 연구소를 설립하여 많은 제자를 길렀다은 인간의 움직임을 분석하고 질적으로 분류하는 새로운 시각의 틀을 제공했다. 마사 그레이엄Martha Graham, 1894~1991, 도리스 험프리Doris Humphrey, 1895~1958 등도 현대무용의 발전에 공헌한 무용가로 빼놓을 수 없다. 이들은 모두 무용동작치료의 창시자인 메리언 체이스Marian Chace, 1896~1970에게 영감을 불러일으켰다.

무용동작치료의 선구자들

재미있게도 1930년대 몇몇 무용동작치료 개척자들은 서로의 존재를 모른 채 거의 동시에 그 시대의 지성과 영감을 기반으로 무용동작치료를 구축해나가기 시작했다. 그들 중 메리언 체이스는 프로이트의 정신분석, 해리 스택 설리번Harry Stack Sullivan, 1892~1949, 미국의 정신의학자이자 정신분석학자. 프로이트 이론에 사회학적 관점을 도입하여 대인관계의학으로서의 신프로이트학파를 발전시켰다의 대인관계 이론을 기반으로, 미국 정신병동에 최초로 무용동작치료 프로그램을 고안하고 정착시켰다. 그는 '춤은 커뮤니케이션이다'라는 신념 아래 정신병동에서 환자들을 치료했고, 그 작업을 바탕으로 다음과 같은 네 가지 무용동작치료 원리를 정립했다.

1) 근육 움직임을 통한 정서의 행동화 경험Body Action
2) 상징적인 신체 언어Symbolism
3) 정서적 동작 표현에 대한 치료사의 공감적 동작 반응Therapeutic Movement Relationship
4) 원시주의 공동체 의식Rhythmic Group Activity

원형 대형의 무용동작치료 방식, 웜업warm up-주제 전개-종결에 이르는 치료 구조, 그리고 상대의 동작을 질적으로 모방하는 미러링mirroring 기법 등은 모두 체이스에 의해 고안되었으며, 현재에도 여전히 치료 방식의 근간으로 활용되고 있다.

한편, 무용가였던 메리 화이트하우스는 무용 교육을 하면서 목격하고 경험한 것으로부터 영감을 얻어 자신만의 무용동작치료 영역을 구축해나간다. 그는 융의 심층 분석과 비그만의 즉흥무용 양식에 영향을 받았으며, 이를 바탕으로 '심층동작'이라 불리는 내적 탐색 방식을 고안했다. 내담자가 눈을 감은 채로 자기 허용적인 태도를 취하면서 적극적 상상을 동력으로 무의식적인 내용을 움직임으로 경험하는 '오센틱 무브먼트'는 무용동작치료의 큰 줄기가 되어, 이후 많은 무용동작치료사들에게 무한한 영감을 제공했다. '움직이는' 것이 아니라 내적 충동에 의해서 저절로 '움직여지는' 상태를 경험하게 되면, 몸과 마음 사이의 어긋난 거리가 줄어들면서 참다운 나로 존재하게 된다. 이 방법은 지금도 세계 곳곳의 무용동작치료사들에 의해 활용되고 있으며, 정신병리 환자뿐만 아니라 일반인들에게도 자아의 균형감과 창조성을 회복하는 일종의 생활 예술 창작의 영역으로 주목을 받고 있다.

한국 무용동작치료의 전개

한국의 무용동작치료는 1984년, 한 대학에서 무용요법 강의가 최초로 개설된 이래, 관련 협회 및 서울여대, 명지대 등의 대학원 과정에서 교육 및 훈련을 시행하면서 발전을 거듭해왔다. 이 분야는 무용동작치료 단독으로도 교육되지만, 미술치료, 음악치료, 연극치료 등의 분야와 연계해 통합예술치료라는 이름으로 함께 다루어지는 경우도 적지 않다. 현재 많은 무용 전공자 및 심리학, 상담학, 코칭학, 체육학, 사회복지학 전공자, 간호사, 명상 전문가, 청소년 교육 담당자 들이 자신의 분야와 무용동작치료 분야의 연계를 희망하며, 협회나 대학원 등에서 추가로 교육을 받고 있다.

무용동작치료는 치료와 상담부터 기업의 코칭에 이르기까지 대상과 필요에 따라 다양한 형태로 적용되고 있다. 초기에는 창시자들이 활동했던 것과 같이 정신병동에서 주로 시행되었으며, 아직도 무용동작치료 전문가 수련 과정에는 정신병동에서의 실습이 필수로 포함되어 있는 경우가 많다. 또한 논문이나 학술지를 살펴보면 주로 우울증, 주의력 결핍 과잉행동 장애ADHD, 트라우마, 치매 등 진단명별 그리고 아동, 청소년, 노인 등 대상별로 무용동작치료를 시행하고 그 효과를 검증하는 실험 연구가 주류를 이루고 있다. 한국의 무용동작치료의 다른 중요한 흐름은 사회적 취약 계층을 대상으로 사회복지적 차원에서 진행되었던 사업에서 찾아볼 수 있다. 이러한 무용동작치료 사업은 정부 및 기업, 그리고 다양한 재단의 후원으로 이루어지는 경우가 많으며, 다문화 가정 자녀, 희소병 아동, 저소득 가정 아동, 가출 청소년, 장애인 등 사회적 취약 계층을 대상으로 시행되고 있다.

또한 무용동작치료는 일반 심리상담과 같은 방식으로 다양한 연구소 혹은 센터에서 개인에게 제공되기도 한다. 이러한 개인 상담을 이용하고 있는 사람들은 특별한 임상적 진단명이 없거나 아직은 발병 전인 사람들이다. 이들은 단지 삶에서 가정 내 애착, 또래 안의 왕따 및 학교 폭력, 질병, 진로 고민, 과도한 직장 내 경쟁, 이혼 등의 문제로 고민하고 급성 스트레스로 힘든 시간을 겪고 있는 중에 돌파구로서 무용동작치료를 경험해보기를 원한다. 개인 상담의 형태로 이루어지는 무용동작치료 세션은 언어적인 상담과 비언어적인 움직임이 함께 사용되며, 무의식적 움직임, 심상 등을 통해 당면한 문제의 해결에 도움이 되는 통찰을 얻을 수 있다.

2010년대에 나타난 새로운 흐름의 하나는 긍정심리학의 영향을 받은 것으로, 개인의 비전을 세우고 강점을 찾아내는 데 움직임을 활용하는 것이다. 이는 대학생부터 기업 경영자, 정치인에 이르기까지 넓은 층의 대상에게 이루어지고 있으며, 개인적 이슈뿐 아니라 기업 등 조직 내 창의성 및 리더십 증진 등 공동의 목적을 위해서도 행해지고 있다. 언어적이고 이성적인 접근이 효용을 다하는 곳곳에서 이제 다시금 몸과 무의식에 대한 강조와 심신 통합적 접근의 중요성이 대두되고 있다.

무용동작치료의 전망

유례없이 가속화되고 있는 기술의 발전과 사회 변화 속에서 다양한 심리적 저항과 스트레스는 피할 수 없는 현상일지 모른다. 이러한 고도의 스트레스 시대에 우리가 특히 더 주목해야 할 변화는 바로 교류, 협력 등 다양한 사회적 작용들이 현실을 벗어나 온라인으로 자리를 옮겨 이루어지고 있다는 사실이다. 온라인상의 교류가 실제 삶을 능가할 정도인 이 시대에, 현실의 기반이 되어왔던 우리의 '몸'은 이제 어떠한 의미를 가지며, 어떤 역할을 해야 할까? 사회적 활동에서 '몸'의 중요성은 점점 더 낮아지고 있지만, 판단과 정서가 최초로 발생하는 지점은 여전히 우리의 몸이다. 몸은 개인의 건강과 집단의 문화적 양상을 결정짓는 다양한 핵심 요소들을 품고 있다. 이러한 몸은 소외되고 경시되는 대신 중요하게 다뤄져야 한다. 사회의 폭력성을 낮추고, 집단의 결속을 이루는 데에, 더 나아가서는 지구적인 연대와 상생을 논하는 자리에 몸이 반드시 필요하다. 무용동작치료 등 심신 통합적 관점을 지닌 신체심리학 분야는 한 세기 동안의 경험과 연구를 기반으로 최상의 지혜를 제공하며 제 역할을 하리라고 믿어 의심치 않는다.

한편 무용동작치료의 주재료인 '움직임'은 '글'이나 '그림' 등 고정하고 저장할 수 있는 매체들과 달리 찰나적이고 발생 즉시 휘발되어 버린다는 특성으로 인해 수집 및 분류, 확산이 쉽지 않다. 이러한 고유의 성질 때문에 이 분야의 경험과 현장의 소중한 지식들을 학문적으로 축적하거나 계승하는 일은 여전히 난제로 남아 있다. 그럼에도 불구하고 인간의 움직임과 몸에 대한 심리문화적 접근이 표현적이고 창조적인 방식으로 계속 인류의 행복에 일조할 것이라는 데에는 의심의 여지가 없다.

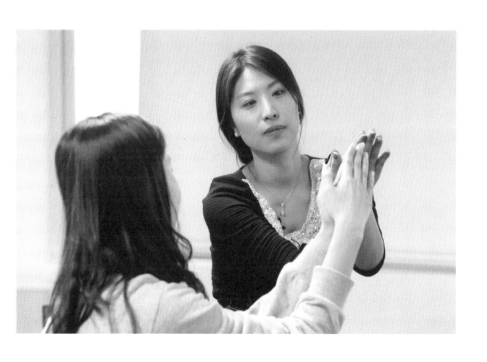

This book is written with the purpose of improving mental health and maintaining a happier life through body movements. Some mind problems can be solved not through language and logic but by one's body movements and his unconsciousness. This book will refer to this method as the 'healing motion.'
The method is based on physical, positive and counseling psychology and art therapies such as dance and movement therapy. No difficult skills or experiences are required as only thing required of clients are walking, breathing, leaning on partner's back and stretching their arms.
The author, Ji young Han majored in psychology in Yonsei University and had taught various dances since 2000. Through the lessons she became aware of the strong connection between body and mind and it moved her to pursue a master degree in dance/movement therapy, a branch of physical psychology. Now she is finishing her doctor degree in counseling and coaching psychology.
For more than 10 years, she has applied her method to more than 3,000 people not only including office workers, soldiers, professors and students, but also children suffering from diseases and depressed immigrants. It helped many to change for the better and improved their situations.
In 2008, she opened a physical psychology center in Seoul and is now spending her time giving lessons to clients and writing columns for major Korean media outlets. She is constantly striving to spread the importance of healthy body communications in our daily lives.

This book suggests several ways to:
  * escape from depression and sadness.
  * reduce daily stresses.
  * lift the level of your immunity and happiness.
  * find what you want truly and where your strength is from.

For further information, you can send an e-mail or visit the web-sites below:
  E-mail: healingmotion@daum.net
  Institute: http://idaspirit.com
  Community: http://healingmotion.kr
  Facebook: http://www.facebook.com/healingmotion

나를 치유하는 동작
몸과 마음을 아우르는 호흡, 자세, 움직임

초판 인쇄 2015년 8월 29일
초판 발행 2015년 9월 5일

지은이 한지영 | 펴낸이 강병선

책임편집 류기일 | 편집 오경철 | 독자모니터 양은희
디자인 김마리 이주영 | 마케팅 정민호 이연실 정현민 양서연 지문희
홍보 김희숙 김상만 한수진 이천희
제작 강신은 김동욱 임현식 | 제작처 한영문화사

펴낸곳 (주)문학동네
출판등록 1993년 10월 22일 제406-2003-000045호
임프린트 아우름
주소 413-120 경기도 파주시 회동길 210
전자우편 editor@munhak.com | 대표전화 031)955-8888 | 팩스 031)955-8855
문의전화 031)955-1933(마케팅) 031)955-2690(편집)
문학동네카페 http://cafe.naver.com/mhdn | 트위터 @munhakdongne

ISBN 978-89-546-3754-1 03510

* 아우름은 문학동네 출판그룹의 임프린트입니다.
* 이 책의 판권은 지은이와 아우름에 있습니다.
  이 책 내용의 전부 또는 일부를 재사용하려면 반드시 양측의 서면 동의를 얻어야
  합니다.
* 이 도서의 국립중앙도서관 출판예정도서목록(CIP)은 서지정보유통지원시스템
  홈페이지(http://seoji.nl.go.kr)와 국가자료공동목록시스템(http://www.nl.go.kr/
  kolisnet)에서 이용하실 수 있습니다.
  (CIP제어번호: CIP2015022800)

www.munhak.com